Les pathologies en un coup d'œil pour les infirmiers

2e édition

Chez le même éditeur

Du même auteur :

Les génériques en un coup d'œil pour les infirmiers 2021–2022. Correspondances DCI – Princeps, 3e édition, par S. Cornec, 2021, 272 pages.

Les bilans sanguins en un coup d'œil, par S. Cornec. 2019, 192 pages.

Pharmacologie en soins infirmiers. L'essentiel en un coup d'œil, par S. Cornec, 2019, 152 pages.

Autres ouvrages :

Fiches de soins infirmiers, par P. Hallouët, J. Eggers et E. Malaquin-Pavan, 6e édition, 2020, 792 pages.

Guide pratique infirmier, par G. Perlemuter et L. Perlemuter, 6e édition, 2020, 1920 pages.

Les 100 fiches outils incontournables de l'infirmier, par A. Louvié, 2020, 304 pages.

100 fiches pratiques infirmières face aux situations d'urgence, par E. Casalino et E. Kargougou, 2019, 560 pages.

Méga Guide PHARMACO infirmier, par L. Chouchana et N. Dussaule, 2016, 784 pages.

Calculs de doses en 450 exercices corrigés. Pour les 3 années du D.E.I., par J. Chevillotte et C. Muller, 3e édition, 2018, 248 pages.

Guide du calcul de doses et de débits médicamenteux, par D. Rispail et A. Viaux, 4e édition, 2017, 240 pages.

Les pathologies en un coup d'œil pour les infirmiers

2e édition

Stéphane Cornec

Infirmier diplômé d'État

Elsevier Masson

ELSEVIER
Elsevier Masson SAS, 65, rue Camille-Desmoulins, 92442 Issy-les-Moulineaux cedex, France

Les pathologies en un coup d'œil pour les infirmiers, 2e édition, de Stéphane Cornec.

ISBN : 978-2-294-77187-3
e-ISBN : 978-2-294-77235-1

Table des matières

Abréviations

AAC	angiopathie amyloïde cérébrale
AAD	antiviraux d'action directe
ACPA	*anti-citrullinated peptides antibodies*
AEG	altération de l'état général
AES	accompagnant éducatif et social/accident d'exposition au sang
AFP	alpha-phœtoprotéine
AFU	Association française d'urologie
AG	anesthésie générale
AINS	anti-inflammatoire non stéroïdien
AIS	anti-inflammatoire stéroïdien
AIT	accident ischémique transitoire
AL	anesthésie locale
ALAT	alanine-aminotransférase
AMM	autorisation de mise sur le marché
AOMI	artériopathie oblitérante des membres inférieurs
APPT	Association des personnes de petite taille
ARA II	antagoniste des récepteurs de l'angiotensine II
ARN	acide ribonucléique
AS	aide-soignant(e)
ASP	abdomen sans préparation
AVC	accident vasculaire cérébral
AVK	antivitamine K
AVP	accident de la voie publique
BASIC	bêta-bloquants, anti-agrégants plaquettaires, statines, IEC, contrôle des facteurs de risque
BCG	bacille de Calmette et Guérin
BK	bacille de Koch
BMR	bactérie multirésistante
BNP	*brain natriuretic peptide*
BPCO	bronchopneumopathie chronique obstructive
BTP	bâtiment et travaux publiques
BU	bandelette urinaire
CAMSP	centre d'action médico-sociale précoce
CCP	*cyclic citrullinated peptides*
CD	cœur droit

CEREDIH	Centre de référence déficits immunitaires héréditaires
CFLHTA	Comité français de lutte contre l'hypertension artérielle
CFTR	*cystic fibrosis transmembrane conductance regulator*
CG	cœur gauche
CHC	carcinome hépatocellulaire
CLIN	comité de lutte contre les infections nosocomiales
CMP	centre médico-psychologique
CMPP	centre médico-psycho-pédagogique
COVID	*coronavirus disease*
CRA	centre de ressources autisme
CRCM	centre de ressources et de compétences de la mucoviscidose
CRH	centre de référence de l'hémophilie
CRP	*C reactive proteine* (protéine C réactive)
CTA	combinaison thérapeutique à base d'artémisinine
CV	cardiovasculaire
DAI	défibrillateur automatique implantable
DFG	débit de filtration glomérulaire
DICS	déficit immunitaire combiné sévère
DIP	déficit immunitaire primitif
DIS	déficit immunitaire secondaire
DLC	date limite de consommation
DMLA	dégénérescence maculaire liée à l'âge
DMO	densitométrie osseuse
DN4	échelle de douleur neuropathique en 4 questions
DNID	diabète non insulinodépendant (ancien nom du diabète de type 2)
DSM	*Diagnostic and statistical manual of mental discorders*
DT1	diabète de type 1
DT2	diabète de type 2
ECBC	examen cytobactériologique des crachats
ECBU	examen cytobactériologique des urines
ECG	électrocardiogramme
ECT	électroconvulsivothérapie
EEG	électro-encéphalogramme
EFR	épreuves fonctionnelles respiratoires
EIA	événement indésirable iatrogène
EIM	événement indésirable médicamenteux
EMG	éléctromyographie
ENS	échelle numérique simple
EOH	équipe opérationnelle d'hygiène

ESST encéphalopathie subaiguë spongiforme transmissible
ETO échographie transœsophagienne
ETP éducation thérapeutique du patient
ETT échographie transthoracique
EVA échelle visuelle analogique
FA fibrillation auriculaire
FDR facteurs de risque
FDR CV facteurs de risques cardiovasculaires
FFC Fédération française de cardiologie
FFD Fédération française des diabétiques
FHA friction hydroalcoolique
FIRST *Fibromyalgia Rapid Screening Tool*
FIV fécondation in vitro
FIX facteur de coagulation IX
FOGD fibroscopie œso-gastro-dupdénale
FVIII facteur de coagulation VIII
GH *growth hormone* (hormone de croissance, aussi appelée somatotropine)
GnRH *gonadotrophin releasing hormone*
GSS syndrome de Gertsmann-Straüssler-Scheinker
HAS Haute autorité de santé
HbA1c hémoglobine glyquée
HBP hypertrophie/hyperplasie bénigne de la prostate
HBPM héparine de bas poids moléculaire
HDL *high density lipoproteins* (lipoprotéines de haute densité)
HELLP *Hemolysis, Elevated Liver enzymes, Low Platelet count*
HGT hémoglucotest
HNF héparine non fractionnée
HSV *herpes simplex virus*
HTA hypertension artérielle
HTIC hypertension intracrânienne
IAS infection associée aux soins
IASP International Association for the Study of Pain
IC insuffisance cardiaque
ICFEP insuffisance cardiaque avec fraction d'éjection préservée
ICP intervention coronaire percutanée
ICS insuffisance cardiaque systolique
IDE infirmier(ère) diplômé(e) d'État
IDM infarctus du myocarde

IDR inhibiteur de la rénine/intradermoréaction

IEC inhibiteur de l'enzyme de conversion de l'angiotensine

IFF insomnie fatale familiale

Ig immunogloguline

IgE/IgG/IgM immunoglobuline E/G/M

IGRA *interferon gamma release assay*

ILA infection du liquide d'ascite

IM intramusculaire

IMC indice de masse corporelle

INR *international normalized ratio*

INSERM Institut national de la santé et de la recherche médicale

INSV Institut national du sommeil et de la vigilance

IPS index de pression systolique

IR insuffisance rénale

IRA insuffisance rénale aiguë

IRC insuffisance rénale chronique

IRCT insuffisance rénale chronique terminale

IRIS Association Immunodéficience primitive, recherche, information, soutien

IRM imagerie par résonance magnétique

IST infection sexuellement transmissible

ITA immunothérapie allergénique

ITL infection tuberculeuse latente

IV intraveineuse

LCR liquide céphalorachidien

LCS liquide cérébrospinal

LDL *low density lipoproteins* (lipoprotéines de basse densité)

LIS *locked-in syndrome*

MAPA mesure ambulatoire de la pression artérielle

MaRIH maladies rares immuno-hématologiques (filière de santé)

MCJ maladie de Creutzfeldt-Jakob

MERS *Middle East respiratory syndrome*

MI membre inférieur

MICI maladie inflammatoire chronique de l'intestin

MLA maculopathie liée à l'âge

mmHg millimètre de mercure

MMSE	*mini-mental state examination*
NFS	numération formule sanguine
NK	*natural killer*
NT-pro BNP	fragment N-terminal du proBNP
NYHA	New York Heart Association
OAP	œdème aigu du poumon
OEA	otoémissions acoustiques
OG	oreillette gauche
OMI	œdème des membres inférieurs
OMS	Organisation mondiale de la santé
ONG	organisation non gouvernementale
ORL	oto-rhino-laryngologie
PBH	ponction biopsie hépatique
PCR	*polymerase chain reaction*
PEA	potentiels évoqués auditifs
PIO	pression intraoculaire
PLS	position latérale de sécurité
PNNS	Programme national nutrition santé
PrEP	prophylaxie pré-exposition
PrPc	protéine prion normale
PrPsc	protéine prion scrapie
RAA	rhumatisme articulaire aigu
RAU	rétention aiguë d'urine
RCH	rectocolite hémorragique
RCIU	retard de croissance intra-utérin
RéPias	Réseau de prévention des infections associées aux soins
RGO	reflux gastro-œsophagien
RT-PCR	*reverse transcription – polymerase chain reaction*
rTMS	*repetitive transcranial magnetic stimulation* (stimulation magnétique transcrânienne répétitive)
SAF	syndrome d'alcoolisation fœtale
SAHOS	syndrome d'apnées-hypopnées obstructives du sommeil
SARM	*Staphylococcus aureus* résistant à la méticilline
SARS	*severe acute respiratory syndrome*
SAS	syndrome d'apnées du sommeil
SC	sous-cutanée (voie)
SCI	stimulateur cardiaque implantable
SEP	sclérose en plaques
SEP-PP	sclérose en plaques progressive primaire
SEP-RR	sclérose en plaques récurrente-rémittente

SEP-SP	sclérose en plaques secondairement progressive
SF2H	Société française d'hygiène hospitalière
SFA	Société française d'alcoologie
SFR	Société française de rhumatologie
Sida	syndrome de l'immunodéficience acquise
SLA	sclérose latérale amyotrophique
SNC	système nerveux central
SNFGE	Société nationale française de gastro-entérologie
SRAS	syndrome respiratoire aigu sévère
TC	traumatisme crânien
TCA	troubles des conduites alimentaires
TCAF	troubles causés par l'alcoolisation fœtale
TCC	thérapies cognitivo-comportementales
TM	tuberculose maladie
TND	troubles neurodéveloppementaux
TNF	*tumor necrosis factor*
TOC	trouble obsessionnel compulsif
TROD	test rapide d'orientation diagnostique
TSA	trouble du spectre de l'autisme
TSH	*thyroid stimulating hormone*
TVP	thrombose veineuse profonde
UGD	ulcère gastroduodénal
UHDRS	*Unified Huntington Disease Rating Scale*
UNV	unité neurovasculaire
UV	ultraviolets
VEGF	*vascular endothelial growth factor*
VEMS	volume expiratoire maximal par seconde
VHA	virus de l'hépatite A
VHB	virus de l'hépatite B
VHC	virus de l'hépatite C
VHD	virus de l'hépatite D
VHE	virus de l'hépatite E
VHG	virus de l'hépatite G
VIH	virus de l'immunodéficience humaine
vMCJ	variante de la maladie de Creutzfeldt-Jakob
VNI	ventilation non invasive
VO	varices œsophagiennes
VOG	varices œsogastriques
VPN	valeur prédictive négative
VPP	valeur prédictive positive
VS	vitesse de sédimentation

Acouphènes

DÉFINITION	ÉTIOLOGIE	FACTEURS DE RISQUE	COMPLICATIONS
Sifflements ou bourdonnements perçus par les oreilles mais qui ne proviennent pas du milieu extérieur Ils peuvent être intermittents ou continus, temporaires ou permanents, localisés sur une oreille ou les deux. Au moins 8 millions de personnes sont concernées en France.	**Des troubles de l'audition** sont à l'origine des acouphènes dans **80 %** des cas. Des **lésions** au niveau des nerfs auditifs peuvent aussi être en cause, mais également : • des médicaments ototoxiques • une otite moyenne • un bouchon de cérumen, etc.	Presbyacousie Exposition au **bruit** d'origine **professionnelle** (professionnels du BTP, militaires, activités aéronautiques, etc.) **Surexposition** lors de certaines manifestations : concerts, boîtes de nuit, cinémas, etc. Tabac, alcool, caféine peuvent accentuer ce phénomène.	La **gêne** ressentie est **variable** selon les individus. Les acouphènes **peuvent être très invalidants** au quotidien et provoquer : • insomnies • difficultés de concentration • anxiété • voire dépression

EXAMENS	TRAITEMENTS	RÔLE IDE
Consultation ORL avec réalisation d'un **audiogramme** pour mettre en évidence des troubles de l'audition et leurs retentissements ± acouphénométrie ± scanner/IRM/échographie Doppler des vaisseaux du cou	**Suppression de la cause si possible** (bouchon de cérumen par ex.). Après un traumatisme sonore, **il ne faut pas réexposer immédiatement l'oreille au bruit** car celle-ci est plus sensible ; il faut porter des bouchons antibruits ou un casque. **Il n'y a pas de traitement médicamenteux** à ce jour contre les acouphènes. Des **prothèses spécifiques** émettant un bruit de fond peuvent masquer en partie les acouphènes. Les **thérapies cognitivo-comportementales** aident à vivre avec les acouphènes en les relativisant. Un **fond sonore** permanent masque en partie les acouphènes et peut faciliter le **processus d'habituation**.	Pour réduire l'incidence des acouphènes, **la prévention** a toute sa pertinence. Une surexposition aux bruits peut en effet détruire de manière **irréversible** les **cellules ciliées** de l'oreille interne. De plus, chaque personne a une **sensibilité différente** aux bruits.

(Source : INSERM/ameli.fr)

Addictions

DÉFINITION*	ÉTIOLOGIE	CRITÈRES	FACTEURS DE RISQUE
Pathologie cérébrale entraînant une dépendance à une substance ou une activité et ayant des **conséquences physiques et sociales importantes**. Si les addictions au tabac, à l'alcool, au cannabis, etc. sont bien connues, il existe aussi les addictions aux jeux d'argent, les achats compulsifs, etc.	• **Facteurs génétiques :** variation interindividuelle de la tolérance vis-à-vis d'une substance qui peut favoriser l'entrée dans l'addiction • **Facteurs neurobiologiques :** augmentation progressive de la tolérance au produit engendrant un syndrome de sevrage et une augmentation des doses	Le **DSM-5** cite **11 critères** dont : • problèmes personnels ou sociaux • activités réduites au profit de la consommation ou du jeu • besoin impérieux et irrépressible de consommer la substance ou de jouer • usage même lorsqu'il y a un risque physique, etc.	• **Âge :** les adolescents et les jeunes adultes ont des comportements à risque susceptibles de les amener plus facilement vers une addiction • Initiation précoce • Disponibilité du produit (tabagisme dans la famille, etc.) • Vulnérabilité psychologique

COMPLICATIONS	EXAMENS	TRAITEMENTS	RÔLE IDE
Outre les **dégâts physiques** (cirrhose pour l'alcool, cancer pour le tabac et l'alcool, troubles cognitifs, etc.), les addictions peuvent entraîner une **déscolarisation** et une **marginalisation**.	Le **diagnostic** d'addiction est posé par le **psychiatre**. Examen complémentaire en fonction du contexte et de l'addiction : bilan hépatique pour les addictions à l'alcool par ex.	**Soins multidisciplinaires :** • médicamenteux • prise en charge psychologique • accompagnement social • groupes de parole • thérapie multidimensionnelle familiale, etc. • Les soins sont longs et les rechutes fréquentes.	L'**impact de la consommation** de substances addictogènes sur le **développement du cerveau** des adolescents est encore mal connu. Mais les conséquences sociales et professionnelles possibles plaident en faveur de la prévention du risque.

(Source : INSERM)

Alcoolodépendance

DÉFINITION	ÉTIOLOGIE	SIGNES CLINIQUES	FACTEURS DE RISQUE
Usage nocif de l'alcool avec dépendance ayant des conséquences psychologiques, sociales, professionnelles et médicales. En France, l'alcoolodépendance concerne 10 % des adultes.	La consommation d'alcool provoque une **libération de dopamine**. C'est un neuromédiateur impliqué dans le phénomène de dépendance. Le cerveau cherche à s'adapter en modifiant les connexions entre neurones, favorisant la consommation et l'entrée dans la dépendance.	• **Consommation compulsive** (*craving*) • **Syndrome de sevrage** lors d'une tentative d'arrêt : céphalées, insomnies, agitation, confusion, tremblement, hyperhidrose, hyperacousie, hallucinations, crises épileptiques, etc. • **Voir** aussi les critères à *Addictions*	**Facteurs comportementaux :** • premier contact précoce avec l'alcool • prise de risque, etc. **Facteurs environnementaux :** • facteurs familiaux • disponibilité du produit • consommation en groupe (*binge drinking*) • chômage • travailleurs indépendants, etc. **Facteurs génétiques**

COMPLICATIONS		OBJECTIF ET TRAITEMENTS	INFORMATIONS IDE/AS/AES
• Troubles cognitifs, de l'humeur, de la personnalité • Dépression • Syndrome de Korsakoff • Accidents, dont **accidents de la route** • Suicide • Maladies cardiovasculaires • Stéatose • Hépatite alcoolique • Fibrose hépatique • Cirrhose alcoolique	• **Sur le fœtus :** – troubles causés par l'alcoolisation fœtale (TCAF) – syndrome d'alcoolisation fœtale (SAF) • Cancers de la bouche, du pharynx, du larynx, de l'œsophage, du foie, des seins, colorectal • Risques de polyconsommations et de codépendances • Etc.	**Objectif :** • retour à une consommation contrôlée • puis abstinence totale **Traitements :** • repérage des facteurs de risque • psychothérapie **Traitements médicamenteux :** • acamprosate (Aotal®) • naltrexone (Révia®) • nalméfène (Selincro®) • baclofène (Liorésal®), etc.	En France, l'abus d'alcool a un **coût social** sensiblement équivalent à celui du tabac – tournant autour des 120 milliards d'euros par an. Il constitue la **1re cause d'hospitalisation** et la **2e cause de décès prématuré**.

(Sources : INSERM/SFA)

Allergies

DÉFINITION	ÉTIOLOGIE	SIGNES CLINIQUES	FACTEURS DE RISQUE
Les **allergies** signent **une absence ou une perte de tolérance** du système immunitaire vis-à-vis d'**allergènes** (acariens, poils d'animaux, pollens, médicaments – antibiotiques, AINS, curares, etc. – latex, venin, métaux comme le nickel ou le chrome) **souvent non pathogènes**. De 25 à 30 % de la population est concernée.	Les cellules du système immunitaire mises en cause sont majoritairement les anticorps IgE (**immunoglobulines de type E**), dirigées en principe contre les parasites, mais aussi les **lymphocytes T**. On parle d'**atopie** lorsque des IgE sont spécifiquement dirigées contre un allergène.	**Manifestations cutanées :** • urticaire • dermatite atopique **Manifestations respiratoires :** • rhinite allergique • asthme **Manifestations généralisées :** • anaphylaxie	Si les allergies sont très souvent liées à une **prédisposition génétique**, l'**environnement**, par le biais des **changements climatiques** (plus longue exposition aux pollens par ex.) et de la **pollution** (extérieure et intérieure), peut modifier l'expression des gènes ou tout simplement être un facteur aggravant.

COMPLICATIONS	EXAMENS	TRAITEMENTS	INFORMATIONS IDE/AS/AES
L'exposition à un allergène peut entraîner un **choc anaphylactique** (défaillance cardio-ventilatoire par vasoplégie) ou un **œdème de Quincke** (œdème localisé au niveau de la face et des voies respiratoires avec pour conséquence possible une détresse vitale).	Le diagnostic est posé par le **médecin allergologue**. Examen clinique et **anamnèse** prenant en compte les antécédents personnels et familiaux, l'environnement, les habitudes de vie **Tests cutanés ou *prick-tests*** **Examens sanguins** avec dosage des IgE ± test de provocation aux allergènes en milieu hospitalier	• **Éviction des allergènes** lorsque cela est possible • Traitement à base d'**antihistaminiques**/de **corticoïdes** • **Désensibilisation** ou immunothérapie allergénique (ITA) En cas de choc anaphylactique à domicile, il existe des **stylos injecteurs d'adrénaline** (un appel au 15 reste nécessaire car il y a un risque d'un deuxième choc anaphylactique).	**Bon à savoir** : si l'hygiène a contribué à diminuer l'apparition de certaines pathologies et à augmenter l'espérance de vie, un excès d'hygiène pourrait paradoxalement avoir une influence sur l'augmentation des allergies, le système immunitaire étant moins aguerri.

(Source : INSERM/ameli.fr)

Alzheimer (maladie d')

DÉFINITION	ÉTIOLOGIE/SIGNES CLINIQUES		FACTEURS DE RISQUE
Affection liée au vieillissement, **neurodégénérative du système nerveux central**. Elle se caractérise par une perte progressive et durable des **fonctions cognitives et de l'autonomie**. **Environ 1 million de personnes** sont concernées en France.	La **forme dite « sporadique »,** la plus représentée, est multifactorielle (génétique, environnementale, etc.). Elle concerne 2 à 4 % de la population après 65 ans, **15 % des plus de 80 ans**. La **forme « familiale »,** de transmission autosomique dominante**,** ne concerne que 2 % des personnes atteintes.	Le **peptide bêta-amyloïde** (responsable de la formation de plaques amyloïdes) et la **protéine tau** (entraînant une dégénérescence neurofibrillaire) s'accumulent dans le cerveau et deviennent toxiques. Les premiers signes sont des **troubles de la mémoire** portant sur des faits récents et les détails de la vie quotidienne.	• L'**âge** : les personnes âgées sont les plus touchées. • Le **sexe :** les femmes sont plus touchées après 80 ans, mais l'espérance de vie est peut-être en cause. • **Facteurs de risques cardiovasculaires** (diabète, hypertension, dyslipidémie, sédentarité) • **Facteurs génétiques**

COMPLICATIONS	EXAMENS	TRAITEMENTS	RÔLE IDE
Aphasie Apraxie Accentuation des troubles de la mémoire allant jusqu'à la non-reconnaissance des proches Désorientation spatio-temporelle Trouble de l'organisation et de la programmation Dépression Démence	**Bilan neuropsychologique** simplifié par le médecin traitant (test de mémorisation de 5 mots par ex.) **Consultation dans un centre mémoire** avec un neurologue ou un gériatre *Mini-mental state examination* (MMSE) **IRM cérébrale** ± ponction lombaire	**Soins personnalisés** Entretien des connexions neurales par une stimulation active (calcul mental, jouer d'un instrument de musique, etc.) Alimentation équilibrée (le cerveau est énergivore) Traitements médicamenteux ralentissant l'évolution de la maladie (donépézil/rivastigmine/galantamine/mémantine)	**Surveiller** l'apparition de complications, source de dépendance, de perte d'autonomie et de désocialisation **Écoute active** des aidants naturels (qui permettent le maintien au domicile de la personne atteinte) **Maintien des repères** existants pour éviter l'exacerbation des troubles

(Sources : Revue *Soins*/INSERM)

Anaphylaxie

DÉFINITION	ÉTIOLOGIE	ALLERGÈNES
Forme la plus **sévère de l'allergie** après le choc anaphylactique. C'est **une atteinte généralisée** de l'organisme.	L'anaphylaxie est liée à la **libération massive, soudaine et inappropriée d'histamine** par des cellules du système immunitaire : les mastocytes des tissus et les basophiles du sang.	• Les **aliments :** lait de vache, œufs, poissons, arachide, noix de cajou, etc. • Les venins d'hyménoptères : abeilles, guêpes, frelons, etc. • Les médicaments : notamment les AINS dont l'aspirine, les bêta-bloquants, les antibiotiques, les produits anesthésiques, etc. • Le latex

SIGNES	COMPLICATIONS	TRAITEMENTS
Signes cutanés : • urticaire • pâleur • œdème du visage **Signes ventilatoires :** • difficultés ventilatoires • asthme • œdème de Quincke (urgence absolue) **Signes digestifs :** • nausées • vomissements • diarrhées	Une complication redoutable de l'anaphylaxie est le **choc anaphylactique** qui provoque une **vasoplégie** brutale. C'est une **urgence absolue**.	Le médicament de première intention du **choc anaphylactique** est une **injection d'adrénaline** qui est disponible sous forme de stylo auto-injecteur et qui est utilisable par la personne ou son entourage. En première intention lorsque les signes sont moins sévères, des **corticoïdes** et des **antihistaminiques** sont prescrits.

(Source : INSERM)

Angor (angine de poitrine)

DÉFINITION	ÉTIOLOGIE	SIGNES CLINIQUES	FACTEURS DE RISQUE
Symptôme de la maladie coronaire. L'angor peut être stable, lorsque les crises sont espacées et répondent bien aux traitements (insuffisance coronarienne chronique), ou instable lorsque les crises sont fréquentes et répondent mal aux traitements (insuffisance coronarienne aiguë).	**Souffrance myocardique** liée au rétrécissement de la lumière des artères coronaires. L'oxygénation du muscle cardiaque n'est plus correctement assurée. Ce rétrécissement est lié à la **maladie athéromateuse**.	**Douleur rétrosternale**, survenant à l'effort et cessant en quelques minutes au repos. Cette douleur peut irradier le bras ou l'avant-bras gauche ainsi que le tranchant de la main. La douleur peut aussi être ressentie dans le bras droit, le cou, la mâchoire inférieure, le dos.	Facteurs de risque cardiovasculaires : • HTA • diabète • hypercholestérolémie • tabagisme • obésité • alcoolisme • **sédentarité**

COMPLICATIONS	EXAMENS	TRAITEMENTS	RÔLE IDE
• **Infarctus du myocarde** Mais aussi : • insuffisance cardiaque • troubles du rythme cardiaque • OAP	**Biologie :** • exploration d'une anomalie lipidique • glycémie à jeun, etc. • Épreuve d'effort avec ECG Coronarographie si l'épreuve d'effort est très positive ± scintigraphie de stress ± échocardiographie de stress ± IRM de stress ± scanner coronaire	**Traitements symptomatiques :** • trinitrine (Natispray®, etc.) • bêta-bloquants • inhibiteurs calciques Coronarographie avec angioplastie et pose de stent(s) si angor instable Traitement de fond des événements CV (statines, anti-agrégants plaquettaires, IEC, etc.) Contrôle des facteurs de risque cardiovasculaires	La maladie coronaire est une **maladie chronique nécessitant un traitement à vie**. L'ETP est indispensable pour que les patients aient une bonne compréhension de leur pathologie, une bonne observance de leur traitement, et soient en mesure de reconnaître les signes d'alerte leur permettant d'appeler sans délai les urgences.

(Source : HAS/FFC)

Anorexie mentale

DÉFINITION	ÉTIOLOGIE	SIGNES CLINIQUES	FACTEURS DE RISQUE
L'anorexie mentale est un **trouble du comportement alimentaire** (TCA) souvent associé à des troubles psychologiques. Elle se déclenche le plus souvent **entre 14 et 17 ans**, touche plus souvent **les filles** que les garçons (plus de 80 % des sujets), et concerne **toutes les catégories sociales**.	L'anorexie mentale est **polyfactorielle**, associant des facteurs : • génétiques • individuels • environnementaux • familiaux • socioculturels (le culte du corps dans certains milieux peut être un facteur déclenchant – mannequinat notamment)	• Restrictions alimentaires/refus de s'alimenter/stratégies d'évitement élaborées • **Possible(s) phase(s) boulimique(s) avec vomissements volontaires** (dans 20 % des cas) • Parfois, prise de laxatifs • Perception déformée de son corps • Sentiment de contrôler son corps • IMC $< 18,5$ kg/m^2 • Cachexie • Aménorrhée > 3 mois	Certains troubles psychologiques sont **prédisposants** : • perfectionnisme • faible estime de soi • manifestations anxieuses ou dépressives précoces **Facteurs aggravants :** • phobies • addictions • troubles obsessionnels compulsifs (TOC)

COMPLICATIONS	TRAITEMENTS
Si, en moyenne, la phase anorexique dure entre 1 an et demi et 3 ans, **21 %** des personnes soignées sont atteintes d'**anorexie mentale chronique** (qui persiste plus de 5 ans). Une perte de cheveux, des problèmes rénaux (liés à des troubles électrolytiques), une anémie (liée à une carence en fer), des constipations, des lésions œsophagiennes par les vomissements, un **retard de croissance** sont possibles. Sur le long terme, il y a un risque d'**ostéoporose** et d'**usure dentaire** (liée aux vomissements). L'**isolement social** peut être important car il est difficile d'éviter en permanence les moments conviviaux que constituent les repas. **5 %** des personnes diagnostiquées **décèdent** : • arrêt cardiaque (par troubles ioniques) • suicide, etc.	**Objectifs :** • repérage précoce et travail sur l'adhésion au projet de soins (déni initial) • arrêt de la perte de poids puis gains progressifs • traiter les souffrances psychologiques • limiter les conséquences sociales et professionnelles Consultation, hospitalisation de jour, ou à temps complet en cas de risque vital pour le patient ou d'échec des soins en ambulatoire **Soins pluridisciplinaires :** • corrections des carences en vitamines et minéraux, renutrition, éventuellement par sonde nasogastrique, etc. • rééducation nutritionnelle • thérapie comportementale et familiale • traitement des troubles psychiatriques associés

(Source : INSERM/ameli.fr)

AOMI (artériopathie oblitérante des membres inférieurs)

DÉFINITION	ÉTIOLOGIE	SIGNES CLINIQUES	FACTEURS DE RISQUE
Sténose ou occlusion des artères des membres inférieurs engendrant une hypoxie des tissus. L'AOMI touche 800 000 personnes en France.	L'AOMI est une manifestation de l'**athérosclérose** dans 95 % des cas. Des plaques d'athéromes obstruent progressivement la lumière des artères, gênant l'écoulement du sang. Cela favorise également l'agrégation plaquettaire puis l'apparition de thrombus.	**Quatre stades cliniques :** • stade 1 infraclinique : ischémie d'effort asymptomatique, mais l'index de pression systolique (IPS) est inférieur à 0,9 • stade 2 : ischémie d'effort symptomatique avec claudication intermittente et périmètre de marche limité • stade 3 : ischémie chronique avec en plus des douleurs de décubitus • stade 4 : ischémie chronique avec apparition de troubles trophiques (ulcères artériels par ex.)	**Facteurs de risques cardiovasculaires :** • HTA • diabète • hypercholestérolémie • tabagisme (retrouvé dans 90 % des cas) • obésité • alcoolisme • sédentarité

AOMI (artériopathie oblitérante des membres inférieurs)

COMPLICATIONS	EXAMENS	TRAITEMENTS	RÔLE IDE
• Ulcère artériel • Nécrose des tissus • Possible **ischémie aiguë** avec risque vital pour le MI nécessitant une revascularisation en urgence • Amputation (5000 chaque année) • Autres problèmes cardiovasculaires en lien avec la maladie athéromateuse (angor, IDM, AVC)	**Mesure de l'IPS** (rapport pression artérielle systolique de la cheville sur pression artérielle systolique humérale) **Écho-Doppler artérielle** pour objectiver l'ischémie : • artère des MI • aorte abdominale • bilan d'extension : artères rénales et carotidiennes **ECG** de repos/d'effort ± scintigraphie myocardique **Bilan biologique** : FDR CV (bilan lipidique, glycémie à jeun, recherche d'une atteinte rénale, etc.)	**Améliorer la symptomatologie** (antalgiques, etc.) **Revascularisation** par thrombolyse, angioplastie **Pose d'un stent** pour pérenniser la revascularisation **Pontage** si nécessaire **Prévenir** d'autres événements cardiovasculaires (anti-agrégant plaquettaire, statine, IEC) **Contrôle des FDR CV** Activité physique adaptée	Éducation thérapeutique du patient car **l'AOMI est un marqueur de risques cardiovasculaires** Conseils hygiéno-diététiques Surveiller l'apparition d'effets indésirables médicamenteux et l'efficacité des antalgiques

(Sources : HAS/FFC)

Arthrose

DÉFINITION	ÉTIOLOGIE	SIGNES CLINIQUES
Pathologie articulaire chronique entraînant la destruction du cartilage articulaire, un remaniement de l'os sous-chondral et une inflammation synoviale. L'évolution est généralement lente par **poussées inflammatoires**. La prévalence de cette pathologie en France est d'environ 15 % (10 millions de personnes).	**Production d'une enzyme de dégradation** appelée métalloprotéase par les **chondrocytes du cartilage**. Cette enzyme est produite par l'action conjuguée de différents médiateurs (cytokines notamment) et de **stress mécaniques**. Il peut exister un terrain génétique favorisant. Cette enzyme provoque la destruction du cartilage et **génère un cercle vicieux** : les débris irritent la membrane synoviale qui produit à son tour des enzymes de dégradation et de l'inflammation. Le cartilage est également agressé par des médiateurs provenant de l'os sous-chondral.	**Douleur mécanique** survenant : • à l'effort • s'aggravant en fin de journée • cédant au repos • et nécessitant un dérouillage matinal Alternance de phases chroniques et aiguës **Limitation de la fonction articulaire :** • difficultés lors de la marche • difficultés à la préhension des objets Un **œdème** peut se former par accumulation de liquide synovial.

FACTEURS DE RISQUE	EXAMENS	TRAITEMENTS
• L'**obésité**, facteur de risque d'arthrose des genoux et des mains : – pression plus importante sur les cartilages des genoux – présence d'adipokines pro-inflammatoires • Le **vieillissement** rend les chondrocytes plus sensibles (ils produisent plus de métalloprotéases). • Le **diabète** a des répercussions néfastes sur le cartilage.	**Examens cliniques** : • sévérité du handicap • intensité de la douleur, etc. **Radiographies** permettant d'observer : • un pincement de l'interligne articulaire qui joint les os (diminution du cartilage) • des ostéophytes (remaniement de l'os sous-chondral qui déforme l'articulation) • des géodes	**Règles hygiéno-diététiques :** • perte de poids • activité physique adaptée hors phase aiguë Kinésithérapie pour adopter des règles d'économie articulaire Traitement médicamenteux : • paracétamol en première intention • AINS locaux • si réponse insuffisante : injections intra-articulaires de corticoïdes (AIS) ou d'acide hyaluronique (qui a la même fonction que le liquide synovial) La pose d'une prothèse – de genou, de hanche – peut être envisagée.

(Sources : Revue *Soins*/INSERM/SFR)

Ascite cirrhotique

DÉFINITION	ÉTIOLOGIE	SIGNES CLINIQUES	FACTEURS DÉCLENCHANTS
L'ascite est une **accumulation de liquide dans le péritoine**. L'ascite marque généralement une aggravation de la fonction hépatique chez la personne cirrhotique.	L'ascite se développe par la conjugaison : • d'une **hypertension portale** • et d'une **rétention hydrosodée**	• Augmentation du volume de l'abdomen • Matité déclive	**Écart de régime chez une personne cirrhotique :** • reprise de l'alcool • non-respect du régime hyposodé Thrombose porte

COMPLICATIONS	EXAMENS	TRAITEMENTS	RÔLE IDE
Infection du liquide d'ascite (ILA), le plus souvent par des bactéries intestinales, mais également cutanée, urinaires, pulmonaires et nosocomiales **Ascite réfractaire** aux traitements diurétiques (le traitement de référence est alors la transplantation hépatique)	Une **échographie** peut être réalisée pour objectiver une ascite asymptomatique. **Ponction d'ascite** pour évaluer le risque d'ILA	• Régime hyposodé • Diurétiques ± ponction évacuatrice ± expansion par perfusion d'albumine humaine à 20 % si ponction évacuatrice > 3 litres ± antibioprophylaxie en cas d'ascite pauvre en protides (< 15 g/l)	L'observance du traitement par diurétiques et du régime sans alcool/hyposodé est capitale : **le taux de survie à 1 an après la survenue d'une première poussée d'ascite est de 50 %**. Surveillance des effets indésirables du traitement et de signes d'infection

(Source : HAS)

Asthme

DÉFINITION	ÉTIOLOGIE	SIGNES CLINIQUES	FACTEURS
L'asthme est une **maladie inflammatoire chronique** de l'appareil ventilatoire. Fréquente, elle touche 4 millions de personnes en France. Les symptômes commencent souvent **pendant l'enfance** et surviennent **par crises**.	**Maladie multifactorielle** provoquant une **inflammation chronique de l'épithélium bronchique** Les **bronches deviennent ainsi hypersensibles** et l'exposition à un facteur déclenchant provoque une : • **bronchoconstriction** • **hypersécrétion de mucus**	**Ventilation sifflante** (dyspnée) **Toux sèche** d'irritation surtout **nocturne** Difficultés respiratoires **au repos**	**Facteurs prédisposant génétiques** **Facteurs déclenchant environnementaux :** • hypersensibilité : – aux acariens, aux cafards – aux pollens, moisissures • aux poils d'animaux ou à leur salive, etc. **Facteurs favorisants :** • tabac • pollution • infections respiratoires • stress

COMPLICATIONS	EXAMENS	TRAITEMENTS	RÔLE IDE
Insomnies Retentissements scolaires et professionnels **Exacerbation de l'asthme** malgré le traitement de crise L'asthme sévère provoque un peu moins de **1000 décès par an** en France.	Recherche des **circonstances de déclenchement d'une crise**, d'antécédents familiaux et de facteurs favorisant tels que le tabac Recherche d'une rhinite allergique associée *Prick-tests* **EFR :** • spirométrie ± pléthysmographie ± test de provocation bronchique, etc.	**Traitement de fond** pour soigner l'inflammation chronique des bronches • corticoïdes inhalés ± bronchodilatateurs ± corticoïdes oraux Traitement de la crise : bronchodilatateurs inhalés de courte durée d'action	**L'asthme persistant toute la vie**, la personne ne doit pas consulter uniquement quand ce dernier est symptomatique : **la prescription doit être modulée en continu**. La prévention est importante, le niveau de contrôle des symptômes étant insuffisant.

(Sources : Revue *Soins*/INSERM/amelie.fr/Santé publique France)

Athérosclérose

DÉFINITION	ÉTIOLOGIE	SIGNES CLINIQUES	FACTEURS DE RISQUE
Rigidification et rétrécissement pathologique des artères liés à l'**accumulation de plaques d'athérome**. L'athérosclérose concerne tous les adultes à des degrés divers. 80 % des cas de mort subite ont pour origine une rupture de plaque d'athérome.	Ces plaques d'athérome – des **amas graisseux constitués de mauvais cholestérol** (LDL-cholestérol) – s'accumulent tout au long de la vie dans les artères. Sur le long terme, ils provoquent la **sténose** de l'artère – qui favorise l'agrégation plaquettaire et l'apparition de thrombus – mais également sa rigidification (**sclérose**).	Asymptomatique dans un premier temps Puis en fonction de la zone sténosée : • des douleurs localisées (poitrine ou MI par ex.) • des vertiges ou des troubles de la vision (en cas de sténose des artères carotides) • une instabilité à la marche (si AOMI) • des essoufflements ou des troubles du rythme cardiaque (si atteinte des artères coronaires)	Facteurs de risque cardiovasculaires : • **HTA** • **diabète** • **hypercholestérolémie** • **tabagisme** • **obésité** (la mesure du tour de taille peut également être un bon indicateur) • **alcoolisme** • **sédentarité** Le stress chronique, par son action pro-inflammatoire, participe aussi au processus.

COMPLICATIONS	EXAMENS	TRAITEMENTS
• AOMI • Angor • AIT • Mais aussi IRC La rupture d'une plaque d'athérome ou un thrombus peuvent provoquer un accident ischémique potentiellement fatal : • ischémie aiguë d'un membre inférieur avec risque d'amputation • IDM • AVC	Examens orientés par la sémiologie : • électrocardiogramme • échographie Doppler des artères • artériographie	**Prévention primaire :** mise en place de mesures hygiéno-diététiques **Prévention secondaire :** traitement médicamenteux comprenant des molécules visant à réduire le LDL-cholestérol (statines et autres hypolipidémiants) En phase aiguë : • angioplastie (gonflage d'un ballonnet dans la lumière de l'artère) • pose d'un stent pour pérenniser la revascularisation après une angioplastie ± thrombolyse, par injection d'un produit destiné à lyser le thrombus ± pontage pour contourner l'obstacle, en utilisant une veine ou une artère du patient

(Sources : INSERM/FFC)

Autisme (trouble du spectre de l'autisme)

DÉFINITION	ÉTIOLOGIE	SIGNES CLINIQUES	FACTEURS DE RISQUE
L'autisme fait partie des **troubles du spectre de l'autisme (TSA)**. Ils apparaissent avant l'âge de 3 ans et persistent tout au long de la vie. Les TSA concernent 100 000 enfants en France, 700 000 personnes en comptant les adultes.	**Troubles du développement du cerveau** (TND), d'origine **multifactorielle, y compris génétique**. Cependant, un trouble du développement du tissu cérébral chez le fœtus durant la grossesse par des facteurs externes ne doit pas être exclu (infection virale, certains médicaments, etc.).	Une **altération qualitative des interactions sociales** associée à des **problèmes de communication** verbale et non verbale Des **troubles du comportement :** • un répertoire d'intérêts et d'activités restreint, stéréotypé et répétitif (balancement du corps par ex.), avec une résistance au changement • réactions inappropriées, parfois comportement auto-agressif	Antécédents familiaux de TSA TSA quatre fois plus fréquents chez les hommes que chez les femmes Naissance prématurée Exposition du fœtus à des toxiques (alcool par ex.) ou certains médicaments (valproate de sodium [anti-épileptique] par ex.)

COMPLICATIONS	DIAGNOSTIC ET SUIVI	TRAITEMENTS
• Le handicap associé peut être léger à sévère. • Retard intellectuel dans un tiers des cas (une exception : le syndrome d'Asperger associé à des capacités intellectuelles inhabituelles) • **Fréquentes difficultés d'apprentissage** Troubles souvent associés : • troubles du sommeil • troubles psychiatriques (trouble anxieux, dépression, parfois schizophrénie) • épilepsie (dans 20 % des cas) • troubles gastro-intestinaux	**Le repérage doit être très précoce pour augmenter l'efficacité de la prise en charge :** • repérage par les parents • par les professionnels de la petite enfance Cela doit amener à consulter le médecin traitant pour un examen approfondi : • examen ORL/visuel • bilan orthophonique • bilan du développement moteur Si suspicion de TSA, évaluation par une équipe spécialisée pluriprofessionnelle : • CMP • CAMSP • CMPP • CRA pour les situations complexes	**Soins psycho-éducatifs personnalisés** tout au long de la vie Il n'existe à ce jour aucun traitement médicamenteux curatif. Un traitement des troubles associés peut être mis en place (anti-épileptique par ex.).

(Source : INSERM/HAS)

AVC (accident vasculaire cérébral)

DÉFINITION	ÉTIOLOGIE	SIGNES CLINIQUES	FACTEURS DE RISQUE
L'AVC peut être **ischémique** (80 % des cas) ou **hémorragique** et est la **première cause de handicap acquis de l'adulte**. 140 000 personnes sont concernées chaque année en France. Un **accident ischémique transitoire (AIT)** est un signe avant-coureur d'AVC et doit orienter vers les **urgences** et une unité neurovasculaire (UNV).	**AVC ischémique** (infarctus cérébral/embolie cérébrale) : • athérosclérose • maladies cardio-emboliques (fibrillation atriale, risque lié aux prothèses valvulaires, IDM) – mais aussi, dissection artérielle, thrombose veineuse cérébrale **AVC hémorragique :** • HTA • rupture d'anévrisme • effets indésirables des anticoagulants (AVK, etc.) • AAC, etc.	**Apparition rapide de signes et symptômes tels que :** • céphalée intense et inhabituelle • cécité monoculaire • hémianopsie latérale homonyme • aphasie • troubles moteurs ou sensitifs unilatéraux **Association de signes** tels que : vertiges, diplopie, dysarthrie, troubles de la déglutition, perte de l'équilibre, *drop attack*	Facteurs de risque cardiovasculaires : • **HTA** • **diabète** (susceptible de provoquer de petites zones nécrosées en aval des artérioles cérébrales obstruées appelées « lacunes ») • **hyper-cholestérolémie** • **tabagisme** • **obésité** • **alcoolisme** • **sédentarité**

COMPLICATIONS	EXAMENS	TRAITEMENTS
Récidive d'AVC **Persistance malgré la rééducation de :** • handicaps moteurs • troubles de la déglutition • dysarthrie/aphasie **Risque de :** • complications de décubitus • **crises d'épilepsies** • déclin cognitif • **dépression** (30 % dans l'année qui suit l'AVC) **La mortalité à un an atteint 20 %.**	**Bilan initial :** imagerie du cerveau par IRM ou scanner **Examen étiologique** • ECG/ECG d'effort (recherche d'un trouble du rythme cardiaque, d'un angor, d'un IDM) • échocardiographie Doppler pour rechercher une IC • recherche d'une HTA **Biologie** pour rechercher une anomalie lipidique, un diabète, etc.	**AVC ischémique** en phase aiguë : • **thrombolyse jusqu'à 4 h 30** après le début des symptômes • **thrombectomie mécanique endovasculaire**, dans les 6 heures, seule ou en plus de la thrombolyse **AVC hémorragique :** prise en charge neurochirurgicale avec contrôle strict de la tension artérielle **Prévention secondaire** après AVC ischémique : • anti-agrégants plaquettaires pour limiter le risque de thrombose artérielle • prévention des complications de décubitus dont TVP par HBPM et bas de contention • anticoagulants oraux si thrombus d'origine cardiaque **Rééducation précoce**/règles hygiéno-diététiques

(Sources : Revue *Soins*/INSERM/FFC/ameli.fr)

BPCO (bronchopneumopathie chronique obstructive)

DÉFINITION	ÉTIOLOGIE	SIGNES CLINIQUES	FACTEURS DE RISQUE
Inflammation chronique des bronches et des poumons provoquant une gêne **ventilatoire** (inflammation des bronches) et **respiratoire** (inflammation du tissu pulmonaire). En France, la BPCO est responsable de **16 000 décès par an**.	L'inflammation chronique provoque un **épaississement des parois** des bronches et une **sécrétion de mucus** qui gêne l'écoulement de l'air. Le tissu pulmonaire est également touché : les **échanges gazeux** au niveau des alvéoles pulmonaires sont contrariés.	**Signes cliniques non spécifiques, d'apparition progressive, mais ponctués de périodes d'exacerbations :** • toux chronique • expectorations matinales • dyspnée Puis : • baisse des activités physiques • difficultés lors des activités quotidiennes	Le **tabagisme** (actif ou passif) est à l'origine de la BPCO dans **80 % des cas**. Exposition domestique ou professionnelle à des poussières (silice, oxyde de fer, charbon, bois de chauffage, etc.) ou à des fumées Pollution de l'air Facteurs génétiques de susceptibilité individuelle

BPCO (bronchopneumopathie chronique obstructive)

COMPLICATIONS	EXAMENS	TRAITEMENTS	RÔLE IDE
De **nombreuses comorbidités** sont associées à la BPCO, du fait de l'inflammation chronique et du stress oxydatif : • emphysème pulmonaire • insuffisance respiratoire chronique • insuffisance cardiaque • cirrhose • diabète • anxiété • cancer du poumon, du pancréas, de l'œsophage, du sein, etc.	La **spirométrie** permet de mesurer le volume pulmonaire et les débits bronchiques, avant et après l'inhalation d'un bronchodilatateur. La mesure du **volume expiratoire maximal par seconde** (VEMS) permet de classer la BPCO en 4 stades de sévérité croissante. ± pléthysmographie ± radiographie pulmonaire	**Accompagnement multidisciplinaire au long cours car il n'y a pas de traitement curatif :** • arrêt du tabac ou de l'exposition aux substances favorisantes • exercice physique adapté/ mesures hygiéno-diététiques • traitements par bronchodilatateurs/ corticoïdes ± réhabilitation respiratoire dont kinésithérapie ± oxygénothérapie ± ventilation invasive ou non	Malgré une meilleure connaissance de cette pathologie, **la mortalité associée stagne** du fait d'un sous-diagnostic ou d'un **retard de diagnostic**. Il faut donc encourager les personnes à consulter leur médecin traitant devant des signes avant-coureurs.

(Source : INSERM/ameli.fr/HAS)

Carcinome hépatocellulaire (CHC)

DÉFINITION	ÉTIOLOGIE	SIGNES CLINIQUES	FACTEURS DE RISQUE
Le CHC est un **cancer** qui se développe quasi exclusivement sur **un foie anormal,** notamment au **stade de la cirrhose**.	**Le CHC se développe sur une cirrhose** dans 75 à 80 % des cas.	Le CHC évoluant sournoisement, ce sont les **signes cliniques de la cirrhose** qu'il est possible d'observer : • foie dur • splénomégalie • angiomes stellaires • circulation veineuse collatérale abdominale, etc. (voir *Cirrhose*)	**Cirrhose :** • infection par le VHB (± VHD) et/ou le VHC • alcoolisme • hémochromatose • cirrhose biliaire primitive CHC : • âge > 55 ans • sexe masculin • cirrhose évoluée

Carcinome hépatocellulaire (CHC)

COMPLICATIONS	EXAMENS	TRAITEMENTS
Outre le **risque de métastases** extra-hépatiques, le **décès** peut survenir par cachexie ou insuffisance hépatocellulaire.	**Échographie abdominale** tous les 6 mois **Dosage** du taux sanguin **du marqueur tumoral AFP** (alpha-fœtoprotéine) IRM/scanner/échographie de contraste Biopsie Bilan d'extension	• La **résection hépatique** (en première intention sur les CHC sur foie sain, cas assez rare) • La **transplantation hépatique,** indiquée pour les CHC sur cirrhose, qui a l'avantage de traiter le CHC et sa cause • La chimio-embolisation, associant une chimiothérapie à un blocage du sang qui alimente la tumeur • La radiofréquence, qui permet la destruction percutanée de certaines tumeurs par la chaleur

(Sources : Revue *Soins*/SNFGE)

Cataracte

DÉFINITION	ÉTIOLOGIE	SIGNES CLINIQUES	FACTEURS DE RISQUE
La cataracte est une **opacification du cristallin**. D'installation progressive, elle entraîne une **baisse importante de l'acuité visuelle**. La cataracte touche 1 personne sur 5 à partir de 65 ans (2 sur 3 après 85 ans). 600 000 interventions chirurgicales sont pratiquées chaque année en France.	La cataracte est avant tout liée à un **processus oxydatif** au long cours et atteint de ce fait principalement les personnes âgées. Cependant, la cataracte peut être congénitale chez l'enfant et des facteurs de risque existent.	La cataracte entraîne : • une **coloration grisâtre du cristallin** (correspondant à son opacification progressive) • une **baisse progressive de l'acuité visuelle** • une altération de la perception des contrastes/du relief/de certaines couleurs • un éblouissement à la lumière vive	Le vieillissement Un traumatisme oculaire Une inflammation Un diabète Une rétinite pigmentaire Le tabagisme La consommation excessive d'alcool L'exposition aux UV

Les pathologies en un coup d'œil pour les infirmiers

COMPLICATIONS	EXAMENS	TRAITEMENTS	RÔLE IDE
La cataracte peut entraîner une baisse sévère de l'acuité visuelle avec : • un **retentissement important sur la vie sociale et professionnelle** • un **risque de dépendance**, surtout chez la personne âgée, chez laquelle une perte d'autonomie peut suivre	Mesure de l'**acuité visuelle** **Examen du cristallin** par un ophtalmologiste avec un ophtalmoscope Recherche d'autres pathologies oculaires : • DMLA • rétinopathie • glaucome • etc.	**Remplacement du cristallin en salle d'intervention** Particulièrement bien maîtrisé, le geste chirurgical s'effectue en ambulatoire sous anesthésie locale en 15 à 30 minutes. L'implant peut être adapté aux défauts visuels de la personne et corriger une myopie ou un astigmatisme, etc.	Devant l'énorme avancée que constitue la chirurgie de la cataracte, l'IDE doit conseiller au mieux les personnes âgées, notamment les plus anxieuses vis-à-vis de cette intervention ou de l'hospitalisation, même de courte durée.

(Source : INSERM/ameli.fr)

Chikungunya

DÉFINITION	ÉTIOLOGIE	SIGNES CLINIQUES
Le chikungunya est une **maladie infectieuse à déclaration obligatoire**, transmise par la piqûre de certains moustiques. Ces vecteurs qui prolifèrent dans les régions chaudes et humides des zones tropicales sont maintenant également implantés dans le sud de la France.	Cette pathologie est provoquée par un **virus** préalablement **inoculé lors de la piqûre d'un moustique** femelle du genre ***Aedes*** (comme le moustique tigre) également vecteur de la dengue, de la fièvre jaune et du virus Zika. La transmission peut également se faire par contact avec du sang contaminé : • AES • transfusion	Le chikungunya est **asymptomatique dans 5 à 40 %** des cas. Sinon, après la période d'**incubation de 2 à 3 jours en moyenne** (mais avec des extrêmes entre 1 et 12 jours) : • **pyrexie** brutale • **arthralgies** sévères associées à des **myalgies** (organes cibles du virus ; « chikungunya » veut d'ailleurs dire : « celui qui marche courbé ») • **céphalées** • **éruptions cutanées** ± conjonctivite ± saignement gingival ou épistaxis Si la fièvre et les signes cutanés disparaissent en quelques jours, les douleurs articulaires durent quelques semaines

COMPLICATIONS	EXAMENS	TRAITEMENTS	INFORMATIONS IDE/AS/AES
La transmission de la mère à l'enfant est possible **durant l'accouchement** avec des conséquences potentiellement graves. **La maladie peut se chroniciser**, provoquant le maintien des symptômes articulaires. **Possibilité de méningo-encéphalite** et d'atteinte des nerfs périphériques	**Analyses biologiques** recherchant la présence : • du génome viral (par RT-PCR) • d'anticorps spécifiques (IgM dans un premier temps, puis IgG)	**Traitement symptomatique** : • antipyrétique/antalgique (paracétamol) • anti-inflammatoire (pour les douleurs articulaires) **Il n'existe pas à ce jour de vaccin ou de traitement préventif.**	Le chikungunya est une **maladie tropicale** présente maintenant dans le **bassin méditerranéen** du fait du réchauffement climatique et du mouvement des populations. La **prévention** est fondée sur la protection contre les piqûres de moustique • vêtements longs • moustiquaires • répulsifs cutanés • élimination des sources d'eau stagnante propices aux larves des moustiques

(Source : INSERM)

Cirrhose

DÉFINITION	ÉTIOLOGIE	SIGNES CLINIQUES ET PARACLINIQUES
La cirrhose est le résultat de la **lente transformation** du foie en un organe dur, à surface irrégulière et dont le volume est augmenté au début (hépatomégalie) et diminué en fin d'évolution. Un **tissu cicatriciel** remplace peu à peu **les cellules indispensables à son fonctionnement**	• Consommation excessive et régulière d'alcool • Infection chronique par le VHB • Infection chronique par le VHC • Syndrome métabolique • Hémochromatose génétique • Hépatopathie auto-immune	**Anomalies cliniques** : • foie dur • angiomes stellaires • splénomégalie • circulation veineuse collatérale abdominale **Anomalies biologiques** : • thrombopénie • diminution du taux de prothrombine **Anomalies endoscopiques** : • varices œsophagiennes **Anomalies visibles en imagerie** : • foie au contour bosselé ou dysmorphie • signes d'**hypertension portale** (VO, etc.)

COMPLICATIONS	EXAMENS	TRAITEMENTS
• Rétention hydrosodée • Ascite • Ictère • Encéphalopathie hépatique • Hémorragie digestive haute par rupture de varices œsophagiennes (VO), œsogastriques (VOG), ou fundiques • Carcinome hépatocellulaire • Risques infectieux	**Examen clinique :** • sur la consommation d'alcool, de médicaments, etc. • calcul de l'IMC • mesure du tour de taille (syndrome métabolique) • bilan viral (VHB + VHD, VHC, VIH) • recherche d'une surcharge en fer (ferritine), etc. Consultation spécialisée avec : • test non invasif fondé sur un score • ± élastométrie impulsionnelle ultrasonore • ± PBH • FOGD pour rechercher des VO/gastropathie • écho-Doppler hépatique (recherche de CHC)	Traitement étiologique si possible Prévention des complications (ascite, etc.) **Prévention du risque iatrogène/infectieux (immunodépression liée à la cirrhose) :** hygiène buccodentaire, limitation des examens invasifs, etc.

(Source : HAS)

Coma

DÉFINITION	ÉTIOLOGIE	SIGNES CLINIQUES	FACTEURS DE RISQUE
Le coma est la forme **la plus sévère d'altération de la conscience**. Le coma ne doit pas être confondu avec : • l'éveil non répondant (ex-état végétatif) • l'état de conscience minimale (ou paucirelationnel) • la mort cérébrale	**Altération du système de l'éveil** au niveau du tronc cérébral **ou atteinte de l'ensemble du cortex** et/ou de la substance blanche	Le sujet ne répond à **aucune stimulation**. Il n'y a aucune ouverture des yeux. Il n'y a aucun signe de conscience de soi ou de l'environnement. Sa durée varie de quelques jours à quelques semaines.	**Pathologies liées :** • hypoxie cérébrale • AVC • TC • intoxication médicamenteuse • état de mal épileptique • encéphalite • encéphalopathie métabolique ou dysimmunitaire • tumeur cérébrale, etc.

COMPLICATIONS	EXAMENS	TRAITEMENTS	INFORMATIONS IDE/AS/AES
Un coma peut entraîner le **décès** de la personne.	Utilisation du **score de Glasgow** pour évaluer l'altération de la conscience Recherche d'une hypo-/hyperglycémie, d'un surdosage en morphinique ou à des benzodiazépines Imagerie cérébrale (scanner ou IRM), ponction lombaire, électro-encéphalogramme, etc.	**En phase aiguë :** • évaluation des fonctions vitales et du niveau de conscience • mise en place des mesures correctives si besoin (support ventilatoire, hémodynamique, etc.) La personne est ensuite prise en soin en réanimation où l'enjeu sera de déterminer son devenir.	Pour information : le ***locked-in syndrome*** (LIS) peut sembler très proche d'un état d'éveil non répondant (ouverture des yeux, pas de communication verbale, pas de réponse motrice). Cependant dans le LIS, le sujet est pleinement conscient et peut communiquer par le biais du regard.

(Source : INSERM)

Coqueluche

DÉFINITION	ÉTIOLOGIE	SIGNES CLINIQUES
La coqueluche est une **infection respiratoire très contagieuse** se transmettant par les gouttelettes en suspension ou déposées sur les surfaces. On recense dans le monde plus de 40 millions de cas annuel ainsi que 300 000 **décès infantiles.**	La coqueluche est provoquée par la **bactérie *Bordetella pertussis***. Les **toxines** qu'elle va libérer vont endommager les **cellules ciliées** présentes au niveau des bronches et provoquer une toux persistante et caractéristique.	La **phase d'incubation** dure de **1 à 3 semaines.** Initialement sans symptôme, un écoulement nasal généralement sans pyrexie se met en place sur une période de 1 à 2 semaines. Vient ensuite la **phase paroxystique** avec des **quintes de toux régulières**, qui s'**intensifient la nuit**, sans pyrexie et qui peuvent s'accompagner de **vomissements**. Cette toux est caractéristique lors de l'inspiration et fait penser au « **chant du coq** ». La **phase de convalescence** qui suit peut durer plusieurs semaines en l'absence de traitement.

COMPLICATIONS	EXAMENS	TRAITEMENTS	INFORMATIONS IDE/AS/AES
90 % des décès par coqueluche surviennent chez des bébés de moins de 6 mois. Les personnes âgées sont également à risque de développer des complications, comme des pneumonies.	Outre la **clinique** et l'**anamnèse** qui vise à rechercher des cas de coqueluche dans l'entourage de la personne, **le diagnostic est fondé sur la recherche de la bactérie** dans les sécrétions nasales mis en culture ou, mieux, par **amplification de l'ADN** bactérien par PCR (délais de quelques heures).	La **vaccination** est obligatoire en France depuis le 1er janvier 2018, avec une injection à 2, 4 et 11 mois. Des rappels sont recommandés à 6 ans, entre 11 et 13 ans et à 25 ans. En curatif, l'**antibiothérapie** permet de limiter l'**isolement** de la personne à 3–5 jours après le début du traitement.	Considérée comme une maladie infantile, la coqueluche peut toucher les adultes. **Le vaccin n'est pas efficace à vie.** Les adultes, moins exposés à l'infection des enfants grâce à la couverture vaccinale, ne bénéficient plus de « rappels naturels ». Ils peuvent donc être des « **réservoirs** » pour la bactérie.

(Source : INSERM/ameli.fr)

Coronavirus (maladies à)

DÉFINITION	ÉTIOLOGIE	SIGNES CLINIQUES	FACTEURS DE RISQUE
Les coronavirus sont des **virus à ARN** très répandus. Ils doivent leur nom à leurs protéines de surface qui forment une couronne au microscope électronique. Ils sont responsables : • des **épidémies** de : – **SRAS (fin 2002–2003)** (virus : SARS-CoV-1) – **MERS (2012–)** (virus : MERS-CoV) • et de la **pandémie** de **Covid-19 (fin 2019–2020)** (virus : SARS-CoV-2)	Transmission du virus de l'animal à l'homme Si la chauve-souris est le réservoir asymptomatique du virus, ce dernier s'est transmis à l'homme par la consommation ou l'exposition à des sécrétions d'autres mammifères : • civettes (SRAS) • dromadaires (MERS) • pangolins (Covid-19)	Période d'incubation : • SRAS : 2–7 jours • MERS : 5–15 jours • Covid-19 : 2–12 jours Parfois asymptomatique Sinon apparition de symptômes peu spécifiques : • toux sèche • pyrexie $\geq$ 38 °C • myalgies • céphalées Puis possibles : • dyspnées • troubles digestifs • anosmies (Covid-19)	Immunodépression : • effetz indésirable des médicaments anti-rejets dans le cadre de la transplantation • myélome • corticoïde au long cours Maladies chroniques (diabète, IRC, pathologie pulmonaire chronique, cancer, cardiopathie, etc.) Certaines populations sont plus à risque de développer des complications : les personnes âgées souvent fragilisées par des maladies chroniques ainsi que les nourrissons dont le système immunitaire est immature.

COMPLICATIONS	EXAMENS	TRAITEMENTS	INFORMATIONS IDE/AS/AES
Détresse respiratoire aiguë dans 5 % des cas Bien que plus de 80 % des patients soient asymptomatiques ou guérissent spontanément, le SARS-CoV-2 est responsable d'un nombre anormalement élevé de transferts en réanimation, avec pour conséquence un possible effondrement de la capacité d'accueil associé à une surmortalité.	Détection du matériel génétique du virus par RT-PCR par prélèvements nasopharyngés Recherche d'anticorps dirigés contre le virus par prélèvement veineux Une radiographie thoracique ou un scanner permet la détection précoce d'anomalies pulmonaires.	Isolement du patient/gestes barrières pour son accompagnement quotidien (masque FFP2, charlotte, surblouse, surchaussures, lunettes ou visière, gants à usage unique) Puis traitements symptomatiques : • antipyrétique (paracétamol), etc. ± oxygénothérapie ± ventilation assistée	Le virus se transmet dans l'air via des **gouttelettes** (toux, éternuements) et par la **contamination des surfaces**. Le **port du masque chirurgical** limite la diffusion des gouttelettes vers l'entourage (et non l'inverse). L'**hygiène des mains** est également une mesure barrière importante à respecter.

(Source : INSERM/Santé publique France)

Creutzfeldt-Jakob (maladie de [MCJ])

DÉFINITION	ÉTIOLOGIE	SIGNES CLINIQUES	VARIANTES/ COMPLICATIONS
Aussi appelée **encéphalopathie subaiguë spongiforme transmissible** (ESST), la MCJ se caractérise par une **dégénérescence du système nerveux central** (SNC). C'est une **maladie rare** touchant une centaine de personnes en France chaque année.	Cette maladie est provoquée par l'accumulation dans le cerveau de protéines anormales et pathogènes appelées protéines **prions scrapies** ou PrPsc. Ces PrPsc sont capables d'entraîner la mutation des protéines prions (PrPc) normales.	• Insomnies • Anxiété • Troubles de la mémoire • Myoclonies • Troubles de l'équilibre, de la vue • Crises d'épilepsie • Démence (altération de la mémoire, de la pensée abstraite, du jugement et de la personnalité) • En fin de maladie : mutisme akinétique	**Forme sporadique**, sans infection connue (85 % des cas) **Forme familiale ou génétique**, avec la transmission d'un gène mutant selon un mode autosomique dominant **Forme iatrogénique :** • infection par l'hormone de croissance humaine (synthétique à partir de 1988 en France)

<table>
<tr><th>VARIANTES/COMPLICATIONS (SUITE)</th><th>EXAMENS</th><th>TRAITEMENTS</th></tr>
<tr><td>• infection par greffe de dure-mère (interdite depuis 1994)
• possible contamination par transfusion (don de sang interdit pour les personnes ayant séjourné plus d'un an cumulé au Royaume-Uni entre 1980 et 1996)

Forme « variante » par ingestion de viande bovine contaminée (vMCJ ; crise sanitaire en 1996 et 2000)

La durée d'incubation pour les formes iatrogéniques et « variante » est en moyenne de 15 ans (mais peut s'étaler sur plus de 50 ans) avec une évolution sur environ 6 mois après le diagnostic.

Les maladies à prions, MCJ, insomnie fatale familiale (IFF) et syndrome de Gerstmann-Straüssler-Scheinker (GSS), sont aujourd'hui toujours fatales.</td><td>Après l'examen clinique :
• IRM cérébrale
• EEG
• ponction lombaire (recherche de la protéine 14-3-3, marqueur de la mort neuronale, dans le LCS)

Seul un examen du cerveau réalisé post-mortem permet d'objectiver le diagnostic.

Forme génétique : recherche de la mutation après un prélèvement sanguin</td><td>Il n'existe aucun traitement curatif.

Des traitements destinés à retarder l'évolution de la maladie ont fait l'objet de test, comme la doxycycline, avec des résultats encourageants sans être concluants – la faute peut-être à des diagnostics trop tardifs.

Aussi la recherche s'active-t-elle particulièrement autour de cette problématique.</td></tr>
</table>

(Source : INSERM/Santé publique France)

Croissance (trouble de la)

DÉFINITION	ÉTIOLOGIE	FACTEURS DE RISQUE
Un enfant est considéré en retard de croissance lorsque sa **taille est inférieure à la limite basse des courbes de croissance de référence.** Ces courbes définissent des limites haute et basse entre lesquelles doivent se situer les paramètres de l'enfant durant sa croissance (**taille, poids, IMC, périmètre crânien**).	• Sous-nutrition ou malnutrition • Déficit en hormone de croissance • Déficit en hormones thyroïdiennes • Maladies osseuses (ostéochondrodysplasies) • Trisomie 21 • Syndrome de Turner • Syndrome de Prader-Willi • Maladie de Morquio • Maladies chroniques infantiles (maladies digestives, rénales, pulmonaires, cardiopathies)	• RCIU (90 % des sujets rattrapent leur retard en 1 ou 2 ans) • Utilisation de corticoïdes pendant l'enfance • Obésité infantile (qui peut entraîner une croissance accélérée mais associée à une puberté précoce) • Environnement socio-économique et psycho-affectif défavorable • Puberté précoce (qui entraîne une calcification prématurée des cartilages de croissance des os longs)

COMPLICATIONS	EXAMENS/TRAITEMENTS	INFORMATIONS IDE/AS/AES
Possibles : • douleurs dorsales, lombaires et cervicales • fourmillements au niveau des membres inférieurs • problèmes respiratoires et cardiaques • problèmes d'intégration scolaires (notamment à l'adolescence) et professionnelles, bien que peu de métiers soient fermés aux personnes de petite taille	• **Suivi régulier de la taille, du poids, du périmètre crânien et de l'IMC**, reportés sur les courbes de croissance de référence Ces courbes ont été modifiées en 2018, grâce à l'utilisation du *Big Data*, en interprétant les données issues du suivi de 261 000 enfants en France. • **Diagnostic prénatal précoce** (avant la 24e semaine de la grossesse) pour lever un doute sur une éventuelle anomalie génétique • **Traitement étiologique,** notamment hormonal (hormones de croissance [GH], thyroïdiennes [thyroxine], analogue retard de la GnRH en cas de puberté précoce, hormones sexuelles en cas de retard pubertaire)	Les troubles de la croissance peuvent engendrer le **nanisme** qui caractérise des individus dont la taille ne dépasse pas **1,40 mètre**. Plutôt que d'utiliser le terme péjoratif « nain(e) » pour les désigner, il est préférable d'utiliser le terme « **personne de petite taille** » préconisé par l'APPT.

(Sources : INSERM/APPT)

Cystite aiguë (simple)

DÉFINITION	ÉTIOLOGIE	SIGNES CLINIQUES	FACTEURS DE RISQUE
Infection des voies urinaire basses chez la femme (urètre et vessie). Chez l'homme, une infection urinaire est toujours considérée « à risque de complications ».	L'**urètre court** chez la femme favorise la colonisation de la vessie par voie ascendante. Les **germes pathogènes** concernés sont naturellement présents dans la partie distale de l'urètre (souvent la bactérie *Escherichia coli* présente dans les intestins de chacun).	**Signes fonctionnels urinaires** : • brûlures mictionnelles • pollakiurie • urines troubles • hématurie	• **Mauvaise hydratation** qui contrarie le nettoyage des voies urinaires • Le fait de se retenir d'aller aux toilettes • Constipation qui entraîne une mauvaise vidange vésicale • Rapports sexuels

COMPLICATIONS	EXAMENS	TRAITEMENTS	INFORMATIONS IDE/AS/AES
Récidive précoce dans les 2 semaines (nécessite un ECBU) **Pyélonéphrite**	Examen clinique pour écarter la possibilité d'une pyélonéphrite (signes à ce stade : fébricule et douleurs lombaires légères) Examen paraclinique : • **bandelette urinaire** (BU) • recherche de leucocytes ± nitrites ± hématurie Une BU négative aux leucocytes et aux nitrites a une forte valeur prédictive négative (VPN) chez la femme	**Forcer la diurèse** par une bonne hydratation peut suffire à faire disparaître l'infection. Une **antibiothérapie monodose** sans ECBU est possible : fosfomycine (Monuril®, Uridoz®). La canneberge peut être proposée en prévention des récidives.	Un problème d'hygiène corporelle peut favoriser une infection urinaire. Il faut s'assurer que la personne effectue les bons gestes lors de la toilette intime, c'est-à-dire un nettoyage de l'avant vers l'arrière, pour ne pas favoriser une colonisation par des bactéries d'origine intestinale.

(Source : HAS/AFU)

Cystite aiguë à risque de complications

DÉFINITION	ÉTIOLOGIE/SIGNES CLINIQUES	FACTEURS DE RISQUE
Cystite aiguë pour laquelle des facteurs de risque de complication ont été identifiés. Les infections urinaires masculines font partie de cette catégorie.	Idem cystite aiguë simple + pour les infections urinaires masculines : • **prostatite aiguë**, pouvant associer pyrexie, douleurs pelviennes indépendantes de la miction, toucher rectal douloureux, dysurie • signes fonctionnels urinaires : – brûlures mictionnelles – pollakiurie – urines troubles – hématurie L'absence de douleurs ne permet pas d'écarter la possibilité d'une prostatite.	**Facteurs de risque de complication :** • sexe masculin : obstacle sous-urétral (HBP, cancer de la prostate, les deux pouvant se conjuguer) – biopsie de la prostate, classiquement réalisée par voie rectale • grossesse • sujet âgé $\geq$ 75 ans ou moins en fonction des critères de Fried • immunodépression grave • IRC sévère • anomalie de l'arbre urinaire (sténose urétrale par ex.)

COMPLICATIONS	EXAMENS	TRAITEMENTS
Rétention aiguë d'urine (RAU) en cas de prostatite Abcès prostatique **Pyélonéphrite** **Bactériémie**	BU comme pour les cystites aiguës simples. **L'ECBU est ici obligatoire.** Chez l'homme, une BU positive aux leucocytes et/ou aux nitrites a une forte valeur prédictive positive (VPP). Une échographie des voies urinaires peut être demandée (rénale et vésicale). Le dosage de la CRP peut être prescrit ; sa valeur augmente toujours devant une prostatite. Des hémocultures peuvent être demandées devant une infection urinaire masculine avec pyrexie.	L'antibiothérapie doit être différée aussi longtemps que les signes cliniques le permettent jusqu'à obtention de l'antibiogramme. Si une antibiothérapie probabiliste a été commencée, passer dès réception de l'antibiogramme à une **antibiothérapie documentée**.

(Source : HAS/AFU)

Dengue

DÉFINITION	ÉTIOLOGIE	SIGNES CLINIQUES
La dengue est une **infection virale** transmise par la piqûre d'un **moustique**. Le réchauffement climatique et le flux des populations à travers le monde ont créé les conditions favorables à l'expansion de la maladie estimée à 50 millions de cas par an.	La dengue est transmise par un **arbovirus** (un virus présent chez des arthropodes). Le **vecteur** de la maladie est un **moustique du genre *Aedes*** présent également en France. Le virus possède **4 sérotypes différents**; une personne peut donc être contaminée 4 fois avant d'être immunisée.	Après une période d'incubation de 4 à 10 jours : • **forte pyrexie** ± **céphalées** ± **nausées** ± **vomissements** ± **douleurs articulaires** ± **douleurs musculaires** ± **éruptions cutanées** La convalescence peut durer une quinzaine de jours.

COMPLICATIONS	EXAMENS	TRAITEMENTS
La **forme grave** de la dengue représente environ **1 % des cas**. Les enfants de moins de 15 ans et les personnes déjà infectées par le virus d'un autre sérotype sont les plus concernés. Elle peut entraîner des **hémorragies** (gastro-intestinales, cérébrales, etc.) ou **des fuites plasmatiques** pouvant aller jusqu'au **choc hypovolémique**.	Outre l'examen clinique et l'anamnèse (importante car une **maladie tropicale** peut entraîner un **retard de diagnostic**), une ponction veineuse permet de mettre en évidence le virus.	Il n'y a pas à ce jour de traitement spécifique de la maladie. Un vaccin existe, offrant une protection relative contre les 4 sérotypes du virus, mais sans AMM pour l'Europe. En raison du **risque hémorragique** de la forme sévère de la maladie, **l'aspirine et les autres anti-inflammatoires sont proscrits** du traitement symptomatique. La **prévention** reste la meilleure défense : • **lutte contre le vecteur** (élimination des sources d'eau stagnante propices aux larves des moustiques) • port de **vêtements longs** et **imprégnés** d'anti-moustiques • dormir sous **moustiquaire**, etc.

(Source : INSERM.)

Dépression

DÉFINITION	SIGNES CLINIQUES	FACTEURS DE RISQUE
La dépression est une pathologie entraînant **souffrance physique, psychique et tendance suicidaire**. Son diagnostic répond à des **critères précis**. Elle peut toucher tous les âges.	Pour que le diagnostic de dépression puisse être posé, la personne doit présenter au moins **5 des symptômes** suivants, presque tous les jours depuis au moins 2 semaines, dont **obligatoirement l'un des deux premiers de la liste** : • humeur dépressive • anhédonie (perte d'intérêt et du plaisir) • un sentiment de culpabilité et de dévalorisation • des idées de mort et de suicide récurrentes • ralentissement psychomoteur • asthénie • perte d'appétit • insomnies • difficultés de concentration	Antécédents de dépression Isolement social **Difficultés professionnelles** Vulnérabilité génétique L'accouchement peut s'accompagner d'une **dépression post-partum** de rémission le plus souvent rapide.

COMPLICATIONS	TRAITEMENTS	RÔLE IDE
Récidive dans 50 à 80 % des cas Répercussions familiales, sociales et professionnelles Tentative de suicide dans 5 à 20 % des cas Morbidité et mortalité cardiovasculaires accrues	Le traitement par antidépresseurs et/ou **psychothérapies** est efficace dans près de 70 % des cas. Les antidépresseurs doivent être pris sur une durée variant de 4 à 9 mois pour réduire le risque de rechute. L'arrêt doit être progressif. L'électroconvulsivothérapie (ECT), qui peut être utilisée pour les dépressions sévères et résistantes, donne de bons résultats. **À savoir :** les antidépresseurs provoquent une levée de l'inhibition psychomotrice, avec un risque suicidaire majoré en début de traitement.	Le risque suicidaire étant réel, il faut **éviter un retard de diagnostic** en orientant la personne vers son médecin traitant devant un tableau clinique suggérant une possible dépression.

(Source : INSERM)

Dermatite atopique

DÉFINITION	ÉTIOLOGIE	SIGNES CLINIQUES	FACTEURS DE RISQUE
La dermatite atopique désigne une **inflammation chronique de la peau** évoluant par poussées. 50 % des dermatites atopiques disparaissent avant l'âge de 5 ans. 10 à 15 % persistent jusqu'à l'âge adulte.	Une **prédisposition génétique** va entraîner **une détérioration de la barrière cutanée**. Le système immunitaire va ainsi être mis en présence de multiples allergènes et déclencher l'eczéma.	• Peau sèche (xérose) • Rougeurs • Démangeaisons (prurit) • Inflammation • Suintements	Le **stress** peut participer au déclenchement ou exacerber une dermatite atopique. **Facteurs environnementaux** : savon, certains aliments, pollution de l'air, air trop sec, excès d'hygiène, exposition au tabac, etc. Antécédents familiaux

COMPLICATIONS	EXAMENS	TRAITEMENTS	RÔLE IDE
Infection de la peau par un staphylocoque doré ou le virus de l'herpès (HSV) **Retentissements psychologiques** : • troubles du sommeil • irritabilité • syndrome dépressif	Des **tests allergologiques** peuvent être utiles pour déterminer les facteurs déclenchants.	Le **traitement de fond** de la dermatite atopique consiste en des soins cutanés quotidiens par application de **crèmes hydratantes** pour préserver la fonction de barrière de la peau. La **corticothérapie** par voie cutanée ou per os est nécessaire lors des poussées pour limiter l'inflammation.	Certaines crèmes hydratantes sont potentiellement plus **allergisantes** que d'autres ; il ne faut donc pas hésiter à se renseigner et à en tester plusieurs. L'utilisation des crèmes à base de corticoïdes doit se faire selon un calendrier précis **mis en place et explicité** par l'IDE.

(Source : INSERM)

Diabète de type 1

DÉFINITION	ÉTIOLOGIE	SIGNES CLINIQUES	FACTEURS DE RISQUE
Maladie auto-immune provoquant une **élévation chronique du glucose sanguin** (glycémie). Si elle touche les enfants, elle peut également apparaître à l'âge adulte. Elle nécessite un **traitement à vie** et la **prévention de ses complications** (fond d'œil, soins des pieds, etc.). En France, environ 10 % des diabètes sont de type 1 (DT1).	Le système immunitaire attaque les **cellules β des îlots de Langerhans** du pancréas, qui produisent l'**insuline**, une hormone hypoglycémiante qui favorise l'utilisation du sucre par les muscles, et son stockage dans le foie et la graisse. La maladie s'installe progressivement au fur et à mesure de la destruction des cellules et de la baisse de production d'insuline.	**Hyperglycémie :** • polydipsie/polyurie • fatigue/somnolence • risque d'acidocétose **Hypoglycémie :** • sueurs • tremblements • troubles visuels et de la concentration • vertiges • fatigue • fringale **Hypoglycémie sévère :** • troubles du comportement • convulsions • coma	Mal connus : des facteurs génétiques et environnementaux semblent en cause (la recherche s'oriente tout particulièrement sur les infections à entérovirus)

COMPLICATIONS	EXAMENS DIAGNOSTIQUES/TRAITEMENTS	RÔLE IDE
Un diabète non ou mal soigné expose à des **artériopathies macroscopiques et microscopiques** : • athérosclérose • IDM • insuffisance rénale • AVC • artérite et neuropathie des MI : possibles ulcères, mal perforant plantaire et amputations (attention aux choix des chaussures) • rétinopathie diabétique, etc.	**Dosage de la glycémie à jeun : deux valeurs > 1,26 g/L** (norme : environ 1 g/L) signent un diabète. La présence en plus de **lymphocytes T** dirigés contre les cellules β des îlots de Langerhans permet de poser le diagnostic de DT1. **Glycémie capillaire** par prélèvement d'une goutte de sang au doigt (hémoglucotest [HGT], anciennement appelé « dextro »), notamment avant chaque repas, pour réaliser une **injection d'insuline** selon un protocole préalablement établi et adapté à la personne. L'insuline – qui peut être lente, rapide ou mixte – se présente souvent sous la forme de stylo injectable par voie SC. **Glucagon** sous forme injectable SC/IM en cas d'hypoglycémie sévère.	L'espérance de vie des personnes atteintes de DT1 est identique au reste de la population si la glycémie est stabilisée. L'**ETP** est donc très importante, surtout à l'adolescence où les contraintes du traitement peuvent provoquer une lassitude. L'IDE effectuera sur prescription des ponctions veineuses pour obtenir les valeurs de la glycémie et de l'**HbA1c**.

(Sources : Santé publique France/HAS/INSERM/ameli.fr/FFD/Revue *Soins*)

Diabète de type 2

DÉFINITION	ÉTIOLOGIE	SIGNES CLINIQUES	FACTEURS DE RISQUE
Élévation progressive et chronique de la quantité de sucre dans le sang (glycémie) liée à une **insulinorésistance**. En France, environ 90 % des diabètes sont de type 2 (DT2). Les individus atteints sont de plus en plus jeunes (le DT2 peut aujourd'hui toucher les enfants) et le **diagnostic souvent tardif** du fait de l'évolution silencieuse de la maladie les premières années.	**Insulinorésistance** des cellules hépatiques, musculaires et adipeuses liée à : • une exposition toujours plus précoce aux sucres industriels • la production de cytokines pro-inflammatoires par le tissu adipeux La production d'insuline par les cellules β des îlots de Langerhans du pancréas finit par décliner par épuisement cellulaire.	**Hyperglycémie :** • polydipsie/polyurie • fatigue/somnolence • risque d'acidocétose **Hypoglycémie :** • sueurs • tremblements • troubles visuels et de la concentration • vertiges • fatigue • fringale **Hypoglycémie sévère :** • troubles du comportement • convulsions • coma	• **Alimentation** riche en sucres industriels (sodas notamment) et en graisses animales (mode des fast-foods) • **Sédentarité**, favorisant l'excès de tissu adipeux : travail en milieu tertiaire, pratique exclusive de loisirs statiques (jeux vidéos par ex.) • **Obésité** • Neuroleptiques, notamment de 2e génération (clozapine [Leponex®], etc.) • Facteurs génétiques

COMPLICATIONS	EXAMENS	TRAITEMENTS
Initialement non insulinodépendant (d'où l'ancien nom : diabète non insulinodépendant [DNID]), des injections d'insuline peuvent devenir indispensables si le diabète n'est pas maîtrisé. Les complications à long terme sont les mêmes que pour le DT1.	**Diagnostiques :** glycémie, deux valeurs > 1,26 g/L à jeun (norme : environ 1 g/L) signent un diabète **Préventifs :** • médecin traitant : suivi du diabète et vérification de l'absence de neuropathie des MI, prescription de bilans biologiques (glycémie, HbA1c, créatininémie, microalbuminurie, etc.) • podologue pour prévenir toute détérioration de l'état cutané • fond d'œil pour déceler une rétinopathie diabétique • suivi cardiologique (risque plus important d'IDM) • suivi dentaire : infections buccales plus fréquentes • suivi rénal : risque de néphropathies pouvant aller jusqu'à la dialyse et la transplantation	**En première intention, amélioration de l'hygiène de vie :** • perte de poids • activité physique • alimentation équilibrée **Si besoin :** • antidiabétiques oraux (metformine [Glucophage®], etc.) • insulinothérapie selon les mêmes modalités que pour le DT1

(Sources : Santé publique France/HAS/INSERM/ameli.fr/FFD/Revue *Soins*)

DICS (déficit immunitaire combiné sévère)

DÉFINITION	ÉTIOLOGIE	SIGNES CLINIQUES	FACTEURS DE RISQUE
Dysfonctionnement sévère de certaines cellules du système immunitaire lié à des anomalies génétiques. Le DICS fait partie des déficits immunitaires primitifs (DIP), c'est-à-dire liés à des erreurs génétiques. (Il existe des déficits immunitaires secondaires [DIS], dont l'étiologie est environnementale.)	**Des anomalies génétiques sont en cause.** La forme liée à une anomalie sur le chromosome X est la plus fréquente et représente environ 45 % des cas. Cette anomalie reste cependant rare : l'incidence est de 1/200 000 naissances.	**Apparition de nombreuses maladies, dès la naissance**, pouvant nécessiter une hospitalisation en urgence : • diarrhées • candidoses, notamment buccales Mais aussi : • pneumonies • méningites • septicémies, etc. Elles sont provoquées par un déficit sévère en lymphocytes T, B et NK.	**Parents porteurs sains ou antécédents familiaux** Rarement, mutation de *novo*, ou mutation spontanée d'un gène

DICS (déficit immunitaire combiné sévère)

COMPLICATIONS	EXAMENS	TRAITEMENTS
Malnutrition en cas de diarrhées persistantes **Retard de croissance** Atteinte des organes internes lors de certaines infections comme la varicelle Cancers Le **décès** peut survenir avant que l'enfant atteigne ses 2 ans.	**Examen génétique prénatal** si présence de DICS chez les parents ou dans la famille proche Numération des différents lymphocytes après la naissance	**Isolement stérile** en milieu spécialisé Antibioprophylaxie ou antibiothérapie pour les atteintes bactériennes **Traitement de substitution** composé d'immunoglobulines (Ig), aussi appelées anticorps, conçu à partir des dons de sang ou de plasma **Les seuls traitements curatifs, nécessaires à la survie sans isolement stérile, sont :** • la greffe de moelle osseuse ou de sang de cordon pour faire bénéficier le receveur de nouvelles cellules souches hématopoïétiques • la thérapie génique qui ne concerne encore que très peu de patients

(Sources : INSERM/association IRIS/CEREDIH/MaRIH)

DMLA (dégénérescence maculaire liée à l'âge)

DÉFINITION	ÉTIOLOGIE	SIGNES CLINIQUES	FACTEURS DE RISQUE
La DMLA est une **dégénérescence de la partie centrale de la rétine**, appelée macula. La DMLA est la première cause de **handicap visuel chez les plus de 50 ans**.	• **Forme atrophique :** disparition progressive des cellules de l'épithélium pigmentaire rétinien et des photorécepteurs situés sur la macula • **Forme humide :** prolifération de nouveaux vaisseaux anormaux sous la rétine, avec soulèvement de la rétine et hémorragies	La phase précoce, appelée **maculopathie liée à l'âge** (MLA), est le plus souvent asymptomatique. S'ensuivent : • baisse de l'acuité visuelle • difficultés de lecture • lignes droites vues comme gondolées • taches noires dans la vision centrale, etc.	Risques CV : • tabagisme • obésité • HTA • mauvaise hygiène alimentaire Autres facteurs : • l'âge : la DMLA concerne plus particulièrement les personne de plus de 50 ans • facteurs génétiques prédisposants

DMLA (dégénérescence maculaire liée à l'âge)

COMPLICATIONS	EXAMENS	TRAITEMENTS
La **forme atrophique** évolue en **5 à 10 ans** vers la **perte de la vision centrale**. La **forme humide** est beaucoup plus rapide : elle peut évoluer en quelques semaines voire quelques jours. Dans tous les cas, la **vision périphérique** est préservée.	Test de la **grille d'Amsler** : une personne atteinte de DMLA verra des lignes déformées, brisées ou interrompues, parfois des zones floues ou invisibles Fond d'œil réalisé chez l'ophtalmologiste	La **forme humide** bénéficie d'un traitement qui consiste en l'injection par voie intravitréenne (7 fois par an en moyenne) d'un **inhibiteur de l'angiogenèse** appelé **anti-VEGF**. Ce traitement n'est pas curatif : il stoppe la progression de la maladie. La forme humide peut aussi basculer vers la **forme atrophique** (ou sèche avancée). Il n'existe à ce jour **aucun traitement** contre cette forme de DMLA. Une supplémentation en antioxydants, en minéraux (zinc, sélénium), en lutéine et zéaxanthine peut la ralentir faiblement.

(Source : INSERM)

Douleur

DÉFINITION	ÉTIOLOGIE	SIGNES CLINIQUES	FACTEURS DE RISQUE
« La douleur est une expérience sensorielle et émotionnelle désagréable, associée à une lésion tissulaire réelle ou potentielle, ou décrite dans ces termes » (IASP). Elle peut être aiguë ou chronique. Une douleur est considérée comme chronique lorsque sa durée excède 3 mois.	**Douleur aiguë** par excès de nociception ou d'origine inflammatoire **Douleur neuropathique** liée à la lésion d'un nerf **Douleur d'origine psychogène** Plusieurs causes peuvent être imbriquées et nécessiter une approche thérapeutique pluridisciplinaire.	Variables selon l'origine de la douleur : voir *Arthrose*, *Migraine* et *Fibromyalgie* Plus difficile à diagnostiquer chez certains patients : • bébés : cris et pleurs, mais également transpiration, agitation, etc. • personnes âgées avec des troubles cognitifs : position antalgique, repli sur soi, agressivité, perte d'appétit, etc. L'**EVA**, l'**ENS,** le **DN4**, etc. permettent d'objectiver la douleur.	Actes chirurgicaux qui peuvent être suivis d'une plus grande sensibilité à la douleur Neuropathies liées au diabète, à un AVC, à une sclérose en plaques, etc. Facteurs socio-culturels car les émotions influent sur la perception de la douleur

Les pathologies en un coup d'œil pour les infirmiers

COMPLICATIONS/INFORMATIONS IDE, AS, AES	TRAITEMENTS
Une douleur aiguë peut passer à la chronicité si elle n'est pas prise en compte. Une douleur chronique peut avoir des **répercussions psychologiques, sociales et professionnelles** importantes : • arrêt de travail • sédentarité • isolement • dépression, etc.	**Antalgiques** pour les douleurs aiguës selon leur intensité : • **palier I** pour les douleurs légères à modérées : paracétamol (Dafalgan®, etc.), néfopam (Acupan®), etc. • **palier II** pour les douleurs modérées à sévères : tramadol (Contramal®, etc.), association paracétamol et tramadol (Ixprim®, etc.), paracétamol et codéine (Codoliprane®, etc.), etc. • **palier III** pour les douleurs sévères : morphine (Actiskenan®, etc.), oxycodone (Oxynorm®, etc.), etc. • **Anti-inflammatoires**, à utiliser avec prudence du fait de leurs nombreux effets indésirables : AINS (acide acétylsalicylique [Aspirine®, etc.], diclofénac [Voltarène®], etc.) et AIS (corticoïdes : prednisone [Cortancyl®], etc.) **Antidépresseurs, anti-épileptiques, toxine botulique, stimulation magnétique transcrânienne répétitive (rTMS)** pour certaines douleurs neuropathiques **Kinésithérapie** pour corriger une position vicieuse antalgique, etc.

(Sources : T. Caruba, E. Jaccoulet, *Pharmacologie et thérapeutiques*, 3e éd., Paris, Elsevier Masson, 2018/INSERM/HAS)

Drépanocytose

DÉFINITION	ÉTIOLOGIE	SIGNES CLINIQUES	FACTEURS DE RISQUE
La drépanocytose, aussi appelée **anémie falciforme**, est une **maladie héréditaire autosomique récessive**. Elle touche les **érythrocytes**. C'est la maladie génétique la plus représentée en France.	Les **érythrocytes** perdent leur forme **biconcave** (souple) et prennent celle d'une **faucille** (rigide) dans certaines circonstances : • hypoxie • déshydratation • acidose • hyperthermie	**Crises vaso-occlusives**, très douloureuses, par blocage de la circulation sanguine **Anémie chronique** liée à une durée de vie limitée des érythrocytes (20 jours au lieu de 120) Risque accru d'infections bactériennes	Avec des parents porteurs sains, la probabilité qu'un enfant naisse avec la drépanocytose est d'une sur quatre. Avec un parent drépanocytaire et un porteur sain, le risque est d'un sur deux.

COMPLICATIONS	EXAMENS	TRAITEMENTS	INFORMATIONS IDE/AS/AES
Séquestration splénique aiguë par suractivité de la rate dans le recyclage des érythrocytes (urgence absolue) **Érythroblastopénie** due au parvovirus B19 Risque de pneumonies ou de méningites Risque d'AVC Retard de croissance, etc.	**Dépistage néonatal systématique** avec des nouveau-nés issus de populations à risque Le diagnostic peut être établi par frottis sanguin ou par électrophorèse **Bilan paraclinique annuel** : • bilan biologique • échographie-Doppler transcrânienne • échographie abdominale • examen ophtalmologique, etc.	• Vaccinations, notamment antipneumococcique et antiméningococcique • Supplémentation en acide folique et en fer • Antibioprophylaxie antipneumococcique jusqu'à l'âge de 5 ans au minimum • **Transfusion sanguine** et traitement antalgique si besoin • Hydroxycarbamide (Hydréa®) en prévention des vaso-occlusions	Le seul **traitement curatif** consiste en une **greffe de moelle osseuse**. Il est cependant réservé à de rares patients. Le maintien dans la population de cette maladie génétique s'explique par le fait qu'elle protège son porteur hétérozygote ou homozygote du **paludisme**.

(Sources : INSERM/HAS)

Ebola (maladie à virus)

DÉFINITION	ÉTIOLOGIE	SIGNES CLINIQUES	FACTEURS DE RISQUE
Portant le nom d'une rivière de la République démocratique du Congo, la **fièvre hémorragique à virus Ebola** est une maladie **très contagieuse** et au **taux de mortalité élevé**. La dernière épidémie, qui s'est maintenue sur le sol africain et qui a duré 2 ans, de 2014 à 2016, a fait plus de 11 000 morts.	La période d'**incubation** dure entre **2 et 21 jours**. Durant ce laps de temps, ce **virus de classe 4** (qui regroupe les micro-organismes les plus mortels au monde) s'attaque aux cellules du système immunitaire, les neutralise puis les utilise pour se répandre dans l'organisme.	• Pyrexie • Céphalées • Arthralgies • Myalgies • Maux de gorge • Vomissements/diarrhées sanglantes • Éruptions cutanées • Possibles atteintes rénales et hépatiques • Hémorragies interne et externes **La maladie est mortelle dans 40 à 80 % des cas.**	La propagation du virus dans les zones endémiques (Afrique) s'explique par : • des **problèmes sanitaires** locaux (pays très pauvres) • des **facteurs socio-culturels** (rites funéraires, méfiance de la population vis-à-vis des ONG, repas à base de **viande de brousse**)

Les pathologies en un coup d'œil pour les infirmiers

FACTEURS DE RISQUE (SUITE)	EXAMENS	TRAITEMENTS	INFORMATIONS IDE/AS/AES
Certains animaux (chauve-souris, singes, etc.) sont soupçonnés de transmettre la maladie. Les moyens de **transport modernes** rendent le contrôle d'une épidémie plus difficile.	Il existe des outils à visée diagnostique utilisables sur le terrain. Utilisant la méthode du PCR, ils permettent de diagnostiquer la maladie à partir de quelques gouttes de sang en une quinzaine de minutes.	**Il n'y a pas de traitement spécifique contre Ebola à ce jour.** Des vaccins et des antiviraux sont actuellement en phase de test. Traitements symptomatiques : • réhydratation par perfusion IV • antalgiques et antipyrétiques	Une personne contaminée n'est pas contagieuse durant la période d'incubation. La transmission du virus se fait ensuite par **contact entre une peau lésée ou des muqueuses avec du sang ou des sécrétions corporelles contaminés**. Après guérison, le virus peut encore être retrouvé dans le sperme et le lait maternel.

(Source : INSERM)

Encéphalopathie hépatique

DÉFINITION	ÉTIOLOGIE	SIGNES CLINIQUES	FACTEURS DÉCLENCHANTS
Troubles de la conscience de sévérités variables classés en quatre grades : • grade 1 : insomnie/ confusion • grade 2 : abattement/ comportement anormal • grade 3 : somnolence/ désorientation • grade 4 : coma	**Insuffisance hépatique** Hypertension portale Une relation existe entre l'encéphalopathie hépatique et l'augmentation de l'ammonium sérique, normalement transformé en urée par le foie.	Troubles de l'état de conscience Troubles de la personnalité Anomalies neurologiques • astérixis • signes extrapyramidaux Anomalies électroencéphalographiques	• Infection bactérienne, notamment du liquide d'ascite • Hémorragie digestive • Perturbations électrolytiques (diurétiques) • Iatrogénie médicamenteuse • Insuffisance rénale • Hépatopathie aiguë • Thrombose portale, parfois liée à un CHC

COMPLICATIONS	EXAMENS	TRAITEMENTS	INFORMATIONS IDE/AS/AES
En cas d'insuffisance hépatique sévère, la transplantation doit être discutée. En cas de shunts porto-cave volumineux, un traitement spécialisé en radiologie interventionnelle peut être envisagé.	**Électro-encéphalographie** Recherche des facteurs déclenchants : • ponction d'ascite • hémocultures • fibroscopie œso-gastro-duodénale • ionogramme sanguin • bilan hépatique • échographie abdominale, etc.	**Traitement du facteur déclenchant** en première intention Traitement symptomatique en favorisant l'excrétion de l'ammoniaque dans le tube digestif (lactulose, etc.)	La survenue de troubles de la conscience peut avoir d'autres causes : • causes neurologiques (AVC, épilepsie, etc.) • causes métaboliques (hypoxie, hypercapnie, hyponatrémie, etc.) • causes toxiques (alcoolisation, carence en vitamine B1, psychotropes, morphinique, etc.)

(Source : HAS)

Endocardite infectieuse

DÉFINITION	ÉTIOLOGIE	SIGNES CLINIQUES	FACTEURS DE RISQUE
Infection bactérienne grave de la tunique interne du cœur, très souvent localisée au niveau d'une des valves cardiaques. L'infection touche préférentiellement le cœur gauche, mais le cœur droit peut l'être également, surtout en cas de toxicomanie par voie intraveineuse. **La mortalité globale atteint 20 %.** En France, 1 300 personnes sont concernées chaque année.	La bactériémie responsable de l'endocardite peut être d'origine buccale (soins dentaires ou mauvaise hygiène buccodentaire), pulmonaire, provenir du tube digestif ou de l'appareil urinaire. Un endocarde et des valves cardiaques (surtout les prothèses mécaniques) abîmés sont propices à la fixation et au développement des bactéries.	Pyrexie ≥ 38 °C **Toute personne à risque d'endocardite infectieuse doit consulter en urgence devant une fièvre inexpliquée.** Forme subaiguë : • altération de l'état général (AEG ; voir Glossaire) • signes d'emboles septiques (placard érythémateux de Janeway, faux panaris d'Osler) • autres signes cutanés : pétéchies, etc.	• Antécédents d'endocardite infectieuse • Valvulopathies ou présence de prothèses valvulaires • Cardiopathies congénitales Les personnes à risque élevé d'endocardite infectieuse nécessitent une **antibioprophylaxie** en une prise unique dans l'heure précédant un geste invasif (soins dentaires, respiratoires et œsophagiens).

COMPLICATIONS	EXAMENS	TRAITEMENTS	INFORMATIONS IDE/AS/AES
Apparition de « végétations » constituées d'amas fibrino-plaquettaires et de bactéries susceptibles de migrer dans la circulation sanguine et de provoquer une embolie ou de développer un foyer infectieux secondaire Détérioration des valves cardiaques infectées entraînant des valvulopathies Troubles du rythme, etc.	Recherche de « **critères de Duke** » positifs dont les deux majeurs suivants : • hémocultures (au moins 3 paires) • échocardiographie transthoracique ± échocardiographie transœsophagienne sous AL pour une plus grande précision Surveillance de la toxicité et de l'efficacité du ou des antibiotiques utilisés	**Antibiothérapie IV documentée** (après obtention de l'antibiogramme) de 4 à 6 semaines Traitement de la **porte d'entrée** des germes Une prothèse infectée doit très souvent être changée ± valvuloplastie ou pose d'une prothèse valvulaire après traitement si séquelles	Les personnes à risque d'endocardite infectieuse doivent porter une vigilance particulière à leur **hygiène cutanée et buccodentaire**. Les piercings, tatouages, etc. sont contre-indiqués. Elles disposent d'une **carte de prévention de l'endocardite infectieuse** à présenter aux professionnels de santé.

(Sources : HAS/FFC)

Endométriose

DÉFINITION	ÉTIOLOGIE	SIGNES CLINIQUES
L'endométriose est une **maladie gynécologique** qui concerne une femme sur dix.	Du tissu utérin (**tissu endométrial**) progresse en dehors de l'utérus. Cette localisation **ectopique** peut concerner les ovaires, la vessie, le vagin, le rectum, les ligaments utérosacrés, ou dans de rares cas des organes éloignés de l'utérus comme les poumons ou le cerveau. Ce tissu ectopique va **réagir** au cours du **cycle hormonal** comme le tissu utérin. Il va donc **saigner**, ce qui peut provoquer **fatigue chronique, douleur et inflammation**.	La maladie peut être asymptomatique. Mais elle peut également provoquer de **fortes douleurs pelviennes**, notamment au moment des règles. Ces douleurs peuvent survenir lors des rapports sexuels, de la défécation ou de la miction.

FACTEURS DE RISQUE	COMPLICATIONS	EXAMENS	TRAITEMENTS
Des **menstruations rétrogrades** sont susceptibles de transporter des cellules endométriales hors de l'utérus. Des facteurs génétiques ainsi que des facteurs environnementaux (perturbateurs endocriniens, etc.) sont suspectés.	L'endométriose peut provoquer une **infertilité**. Il existe un lien entre **endométriose et cancers** (des ovaires mais aussi mélanomes, etc.).	Examen clinique Échographie IRM Le **diagnostic définitif** s'appuie sur une **laparoscopie** par chirurgie mini-invasive.	Le traitement symptomatique consiste en un traitement hormonal provoquant une aménorrhée. **Le traitement de référence est la chirurgie,** qui a pour but le retrait du tissu endométrial ectopique.

(Source : INSERM)

Épilepsie

DÉFINITION	ÉTIOLOGIE	SIGNES CLINIQUES	FACTEURS DE RISQUE
Affection neurologique chronique définie par la répétition spontanée de crises épileptiques **idiopathiques** (origine génétique possible) ou **symptomatiques** (origine traumatiques, etc.). En France, 0,6 à 0,7 % de la population est concernée.	**Hyperactivité paroxystique et simultanée d'un grand nombre de neurones**	**Crises partielles** (conséquence d'une lésion cérébrale) : • stéréotypées ± perte de conscience ± convulsions **Si crise généralisée tonicoclonique** (origine non lésionnelle) : • perte de conscience • morsure de la langue possible • perte d'urine	• Prédispositions génétiques • Certaines infections • Alcool • Fatigue • Manque de sommeil • Certaines sources lumineuses peuvent induire une crise d'épilepsie surtout en cas de photosensibilité • Traumatisme crânien • Tumeur, etc.

COMPLICATIONS	EXAMENS	TRAITEMENTS	RÔLE IDE
Risque de **décès direct** (morsure de la langue puis détresse ventilatoire possible en l'absence de PLS dans le cas d'une crise généralisée tonicoclonique) et **indirect** (accident de la route, accident sportif par noyade, chute, etc.) **Comorbidité :** • dépression	**Électro-encéphalogramme** (EEG) pour visualiser l'activité électrique du cerveau Scanner et/ou IRM cérébral pour déceler une éventuelle lésion Diagnostic différentiel : • hypoglycémie • malaise vagal • AIT • crise psychogène	**Médicaments anti-épileptiques** symptomatiques, donc à maintenir **durant la maladie épileptique** (et non toute la vie) Deux catégories : • épilepsies partielles • épilepsies généralisées Traitement chirurgical pour les épilepsies partielles sévères pharmacorésistantes	S'assurer de la bonne **compréhension du traitement** et de la nécessité d'une **observance rigoureuse** S'informer de la survenue d'effets indésirables **Informer** les proches pour éviter une désinsertion sociale

(Sources : Revue *Soins*/INSERM)

Fibromyalgie

DÉFINITION	ÉTIOLOGIE	SYMPTÔMES
Maladie chronique rhumatismale. Elle touche de 2 à 5 % de la population occidentale, majoritairement des femmes (80 % des cas). Le diagnostic est généralement posé entre 30 et 50 ans.	**Étiologie floue encore aujourd'hui.** Cependant, des **anomalies neurologiques** (mauvaise prise en charge de la douleur) et une **réponse au stress inadaptée** (possible facteur prédisposant et/ou déclenchant) **sont visibles**. Mise en place d'une : • hyperalgésie (abaissement du seuil de perception de la douleur) • allodynie (douleur provoquée par une stimulation non douloureuse)	**La douleur diffuse, permanente et d'une durée supérieure à 3 mois est le symptôme dominant** (à distinguer du syndrome de fatigue chronique où la fatigue est le symptôme dominant). Autres symptômes possibles : • raideur matinale • asthénie • fatigue anormale à l'effort • station debout pénible • paresthésies des extrémités • courbatures • côlon et/ou vessie irritable • intolérance au froid ou à la chaleur • irritabilité générale (aux bruits, à la lumière, etc.) • syndrome des jambes sans repos • troubles du sommeil

EXAMENS	TRAITEMENTS	INFORMATIONS IDE/AS/AES
Le diagnostic est exclusivement clinique (un questionnaire dédié existe : FIRST), une fois écartées les autres possibilités : • autres rhumatismes (polyarthrite rhumatoïde, spondyloarthrite ankylosante, etc.) • autres maladies neuromusculaires (myopathie, sclérose en plaques, etc.)	Traitement non médicamenteux en première intention, **adapté à la personne et à ses symptômes** : **activité physique adaptée** (natation, yoga, etc.), bains chauds/hydrothérapie, thérapie cognitive, relaxation, kinésithérapie, etc. Le traitement de la douleur peut être réalisé avec un **antalgique de palier II**, notamment le tramadol (Contramal®, Topalgic®, etc.). Deux classes médicamenteuses prescrites pour traiter les **douleurs neuropathiques** sont susceptibles d'être utilisées : • les **antidépresseurs** qui ont une activité antalgique indépendante de leurs activités psycho-régulatrices comme la duloxétine (Cymbalta®) • certains **anti-épileptiques** comme la prégabaline (Lyrica®), qui agit également sur les troubles du sommeil	La difficulté à poser un diagnostic, liée à l'abondance de symptômes (par nature subjectifs) et non de signes (qui sont objectifs) conduit parfois à une **errance thérapeutique** qui retarde la mise en place d'un traitement adapté et induit le risque d'une altération durable de la qualité de vie.

(Source : Revue *Soins*/SFR/ameli.fr)

Fièvre à virus du Nil occidental

DÉFINITION	ÉTIOLOGIE	SIGNES CLINIQUES	FACTEURS DE RISQUE
La **fièvre à virus du Nil occidental** (isolée en 1937 en Ouganda) est provoquée par un virus de la famille des flavivirus (comme le virus de la *dengue* ou de l'hépatite C). Présent en Afrique et dans le pourtour méditerranéen, le virus est aujourd'hui signalé aux États-Unis, aux Canada, en France, etc.	Cette pathologie est transmise par un **arbovirus**. Le **vecteur** est un moustique du genre *Culex*, mais aussi *Aedes*, etc. Les **réservoirs** du virus sont : • les oiseaux • les mammifères	L'**incubation** dure entre 2 et 15 jours. La fièvre à virus du Nil occidental est **en général asymptomatique** chez l'homme.	Des cas de transmission **transplacentaire** et par l'**allaitement** maternel ont été décrits. Le risque de transmission du virus lors d'une **transfusion** existe (**réduit au maximum par l'entretien médical**) ainsi que lors d'un **don d'organe**.

COMPLICATIONS		ÉVOLUTION	TRAITEMENTS
Dans 20 % des cas les personnes présentent : • pyrexie importante • céphalées • myalgies • gonflement des ganglions du cou • toux • détresse respiratoire • nausées • diarrhées • douleurs abdominales • éruption cutanée	**Dans 1 % des cas** des complications de nature **neurologique** apparaissent : • myélite • méningite • encéphalite Plus rarement : • hépatite • pancréatite • néphrite • myocardite	La **convalescence** est **longue** et marquée par une **grande fatigue**. Les **personnes fragiles** sont les plus susceptibles de présenter des complications : • enfants • personnes âgées • personnes immunodéprimées	**Traitement symptomatique** après détection du virus dans **le sang ou le liquide cérébrospinal (LCS)**. La **prévention** repose sur la lutte contre le vecteur : • vêtements longs • répulsifs cutanés • imprégnation des tissus • moustiquaire, etc.

(Source : INSERM)

Glaucome

DÉFINITION	ÉTIOLOGIE	SIGNES CLINIQUES	FACTEURS DE RISQUE
Le glaucome est une **maladie ophtalmologique**. C'est la deuxième cause de cécité dans les pays développés. On distingue le **glaucome à angle ouvert** et le **glaucome à angle fermé**.	Destruction progressive du **nerf optique** par **hypertonie oculaire** L'hypertonie oculaire est provoquée par une mauvaise circulation de l'**humeur aqueuse** qui nourrit le cristallin et la cornée. Cela peut être lié au filtre, le trabéculum, ou à l'accès à celui-ci.	**Généralement asymptomatique** jusqu'à un stade avancé lors duquel les dégâts déjà provoqués sur le nerf optique sont irréparables. C'est d'abord la périphérie du champ visuel qui est atteinte. L'atteinte visuelle s'étend ensuite progressivement jusqu'au centre.	• Âge : la fréquence du glaucome augmente après 40 ans où elle touche 1 à 2 % de la population • Très forte myopie • Diabète • HTA • Apnée du sommeil • Corticothérapie de longue durée 30 % des glaucomes ont un caractère héréditaire.

COMPLICATIONS	EXAMENS	TRAITEMENTS	INFORMATIONS IDE/AS/AES
Le glaucome à angle fermé, qui se manifeste parfois par des crises nocturnes douloureuses, évolue beaucoup plus rapidement que le glaucome à angle ouvert. Une fois le **nerf optique endommagé**, le déficit visuel est **irréversible**.	**Examen ophtalmologique** avec : • **mesure de la pression oculaire** qui doit être inférieure à 20 mmHg • **analyse de la papille optique** au cours d'un fond d'œil	Traitement au long cours administré **précocement** destiné à réduire la pression intraoculaire (PIO ; prostaglandines ou bêta-bloquant généralement sous forme de **collyre**) ± **laser/chirurgie** (pour aider la circulation de l'humeur aqueuse à travers le **trabéculum**)	**Le glaucome évoluant à bas bruit**, le dépistage par un **examen ophtalmologique de routine** est indispensable. Le **glaucome à angle ouvert** est lié à une mauvaise perméabilité du trabéculum. Dans le **glaucome à angle fermé**, c'est l'anatomie de l'œil qui est altérée.

(Source : INSERM)

Grippe saisonnière

DÉFINITION	ÉTIOLOGIE	SIGNES CLINIQUES	PERSONNES À RISQUE
La grippe saisonnière est une **maladie infectieuse virale**, qui sévit plutôt de novembre à avril dans l'hémisphère nord. Elle touche **2 à 8 millions de personnes** chaque année en France. Des pandémies de grippe ont eu lieu en 1918, 1957, 1968 et 2009 provoquées par des modifications génétiques majeures du virus.	La grippe saisonnière est provoquée par les **virus** *Influenza A et B.* (Il existe une souche C qui n'entraîne pas d'épidémie.) Elle se transmet par **voie aérienne** (postillons, etc.) et **par contact** avec des objets contaminés. **Le virus mute régulièrement**, ce qui explique l'obligation de proposer un **nouveau vaccin** chaque année.	L'incubation dure de 1 à 5 jours. Puis : • fièvre, généralement supérieure à 38 °C • frissons • courbatures • céphalées • asthénie • signes respiratoires (toux, etc.)	• Enfants • Femmes enceintes : – atteinte pulmonaire plus fréquente – risque de fausse couche ou de naissance prématurée • Personnes immunodéprimées (atteintes du VIH par ex.) • Personnes fragilisées par une maladie chronique (diabète, BPCO, maladies cardiovasculaires, etc.) • Personnes âgées

COMPLICATIONS	TRAITEMENTS	RÔLE IDE
• Pneumonie • Aggravation d'une BPCO, d'une mucoviscidose, d'un asthme La grippe saisonnière est responsable d'environ **10 000 décès par an** soit par le virus, soit par des complications infectieuses (pneumonie, décompensation d'une mucoviscidose ou d'un asthme, etc.). Dans **90 % des cas**, il s'agit de personnes de **65 ans et plus**.	**Traitement préventif par la vaccination**, à réaliser chaque année **Traitement symptomatique** antipyrétique, antalgique (paracétamol), antitussif En cas de complications, l'**hospitalisation** et une ventilation assistée peuvent être nécessaires. L'utilisation d'**antiviraux spécifiques** de la grippe peut être discutée : • oseltamivir (Tamiflu®, Ebilfumin®) • zanamivir (Relenza®, Dectova®)	L'IDE doit participer à la prévention de l'infection grippale **en expliquant les règles d'hygiène qui font barrière à la transmission du virus** (aérer les locaux, se laver les mains à l'eau et au savon ou frictionner ses mains avec une solution hydroalcoolique notamment après s'être mouché, utiliser des mouchoirs à usage unique, tousser dans son coude, porter un masque chirurgical en cas de signes respiratoires, éviter de serrer des mains et les lieux très fréquentés en période épidémique, comme les transports en commun, les cinémas, etc.)

(Source : INSERM/Santé publique France/ameli.fr)

Hémochromatose héréditaire

DÉFINITION	ÉTIOLOGIE	SIGNES CLINIQUES
L'hémochromatose héréditaire est la **maladie génétique** la plus fréquente en Occident. Elle provoque une **surcharge polyviscérale en fer**. Les hommes sont 3 fois plus touchés que les femmes.	**Maladie autosomique récessive** La synthèse d'une hormone hépatique, l'hepcidine, ne se fait plus correctement. Cela entraîne une hyperabsorption du fer dont les retentissements sur l'organisme sont visibles vers l'âge de 30 ans.	• Fatigue permanente et inexpliquée • Troubles sexuels • Douleurs articulaires, notamment des 2e et 3e doigts (poignée de main douloureuse), des chevilles, des genoux, des hanches ou des épaules • Troubles du rythme cardiaque • Essoufflement durant un effort minime

COMPLICATIONS	EXAMENS	TRAITEMENTS	RÔLE IDE
La fatigue et les troubles sexuels (impuissance par ex.) s'amplifient. Les lésions rhumatismales affectent la qualité de vie. On retrouve aussi : • hépatomégalie, éventuellement fibrose, cirrhose et CHC • diabète sucré • cardiomyopathies • mélanodermie	**Dosage du taux de saturation de la transferrine** Dosage de la ferritinémie La recherche des mutations sur le gène *HFE1* est possible. L'IRM permet de détecter la surcharge en fer du foie.	**Le traitement de référence est la phlébotomie** (parfois appelée « saignée »). Ce traitement, qui consiste en un prélèvement sanguin très semblable à un don de sang, oblige l'organisme à puiser dans l'excès de fer tissulaire pour produire de nouveaux érythrocytes.	Devant cette maladie aussi fréquente que méconnue, au **retard de diagnostic fréquent**, il est possible d'orienter les membres d'une famille d'un hémochromatique vers un centre de génétique médicale pour un **dépistage familial**, proposé dès l'âge de 18 ans.

(Sources : Revue *Soins*/INSERM)

Hémophilie

DÉFINITION	ÉTIOLOGIE	SIGNES CLINIQUES
Maladie héréditaire potentiellement grave entraînant un **risque hémorragique majoré**. L'**hémophilie A** concerne 1 garçon sur 5000 (15 % des cas). L'**hémophilie B** concerne 1 garçon sur 30 000 (85 % des cas). Les sujets atteints sont porteurs d'une carte d'urgence « hémophilie ».	Une hémorragie provoque une réponse en trois phases : • l'hémostase primaire (vasoconstriction + clou plaquettaire) • l'hémostase secondaire (activation des facteurs de coagulation/renforcement du clou plaquettaire) • la fibrinolyse (empêche l'extension du caillot) L'hémophilie impacte l'**hémostase secondaire** en abaissant ou en supprimant certains facteurs de coagulation. L'**hémophilie A** a pour cause un déficit en **facteurs de coagulation VIII**. L'**hémophilie B** est provoquée par un déficit en **facteurs de coagulation IX**. Les gènes concernés par la maladie se situant sur le **chromosome sexuel X**, les femmes sont très rarement atteintes.	Variables en fonction de la nature des mutations au niveau des gènes concernés (les facteurs de coagulation peuvent être absents ou dysfonctionnels) : • ecchymoses • douleurs • **hémorragies** externes ou internes, spontanées dans les formes graves et/ou liées à un traumatisme (**articulations**, **muscles**, cerveau, abdomen, etc.) Les femmes possédant un chromosome X atteint sont considérées comme « porteuses » de l'hémophilie. Or elles sont également susceptibles d'en subir des effets indésirables comme des ménorragies par ex.

COMPLICATIONS	EXAMENS	TRAITEMENTS
Les saignements au niveau d'une articulation peuvent entraîner une **arthropathie hémophilique** (dégradation du cartilage) associée à une invalidité précoce. Cette complication s'observe plus rarement aujourd'hui grâce aux **traitements prophylactiques**. La **kinésithérapie** aide également à préserver le capital articulaire.	**Examen clinique**, à la recherche d'un saignement **Recherche d'antécédents** familiaux d'hémophilie **Examen biologique** pour objectiver le déficit en FVIII ou FIX/une anomalie de l'hémostase **Examen génétique** pour détecter la présence de gènes mutants Puis suivi en **centre de référence de l'hémophilie (CRH)**	**Injections intraveineuses** de **facteurs de coagulation :** • soit prophylactiques en fonction de la sévérité de l'hémophilie • soit symptomatiques L'organisme du patient peut produire des **anticorps anti-FVIII** ou **anti-FIX** (5 à 30 % des hémophiles). Il est alors possible de recourir à des **agents « *by*-passant »** qui miment l'action des FVIII et FIX sans être neutralisés par le système immunitaire. Sur le même principe : l'émicizumab (Hemlibra®) est un anticorps monoclonal mimant l'action du FVIII. La desmopressine peut être utilisée dans l'hémophilie A pour augmenter la durée de vie du FVIII. L'acide tranexamique peut être utilisé pour maîtriser les saignements de l'épiderme ou buccodentaires.

(Sources : INSERM/HAS)

Hémorragie digestive haute cirrhotique

DÉFINITION	ÉTIOLOGIE	SIGNES CLINIQUES	FACTEURS DÉCLENCHANTS
L'hémorragie digestive haute est une des complications **de la cirrhose**. C'est une **urgence thérapeutique et diagnostique**.	L'**hypertension portale** liée à l'accumulation de sang d'origine splénique et digestive dans la veine porte va provoquer la **rupture de varices** qui se sont formées dans l'œsophage et/ou dans l'estomac.	**Hématémèse** Méléna	Décompensation d'une cirrhose par une mauvaise observance : • médicamenteuse • du régime hyposodé • et/ou de l'arrêt de la prise d'alcool

EXAMENS/TRAITEMENTS

Correction des perturbations hémodynamiques en évitant un excès de remplissage vasculaire qui favoriserait la reprise de l'hémorragie

Mise en place d'un traitement vasoactif précoce pour diminuer l'hypertension portale

Fibroscopie œso-gastro-duodénale (FOGD) à visée diagnostique et thérapeutique avec :

- ligature des varices œsophagiennes (VO) et des varices œsogastriques (VOG) de type 1
- injection de colle biologique sur les VOG de type 2 et les varices fundiques
- traitement d'un éventuel ulcère gastroduodénal (UGD) décelé

Une **antibioprophylaxie** est débutée pour éviter toute infection de liquide d'ascite associé.

La **prévention des récidives** s'appuie sur la fibroscopie et un traitement par bêta-bloquant non cardiosélectif.

(Source : HAS)

Hépatite virale

DÉFINITION	ÉTIOLOGIE	SIGNES CLINIQUES	FACTEURS D'EXPOSITION
Une hépatite virale est une **inflammation aiguë ou chronique du foie** suite à une contamination par le virus de l'hépatite A (VHA), B (VHB ; 280 000 personnes atteintes par la forme chronique), C (VHC ; 190 000 personnes atteintes par la forme chronique), D (VHD), E (VHE), G (VHG). Les hépatites A, E et G guérissent en général spontanément.	**Hépatites A et E :** transmission orofécale, via des aliments souillés ou de l'eau contaminée **Hépatite B :** le virus est présent dans la salive, les sécrétions génitales et le sang **Hépatite D :** co-infection avec le VHB **Hépatite C :** transmission par voie sanguine, rarement par voies sexuelles	**Signes variables :** • peu spécifiques : asthénie, anorexie, douleurs articulaires, nausées/vomissements, pyrexie • spécifiques : selles décolorées, ictère, urines foncées Si insuffisance hépatocellulaire : ascite, ictère, hypertension portale qui entraîne l'apparition de varices œsophagiennes, etc.	**VHB :** • transmission de la mère au nouveau-né • rapports sexuels non protégés • toxicomanie • tatouage ou piercing si le matériel n'est pas à usage unique **VHC :** • toxicomanie essentiellement En France, le dépistage systématique du VHB et du VHC évite le risque de transmission par transfusion ou transplantation.

COMPLICATIONS	EXAMENS	TRAITEMENTS
Une hépatite chronique va entraîner une **fibrose du foie**. Ce dernier voit ses cellules céder la place à du tissu cicatriciel engendrant une **insuffisance hépatocellulaire**. L'évolution se poursuit vers la **cirrhose**, qui prédispose au **carcinome hépatocellulaire (CHC)**.	Recherche d'anticorps anti-VHB/VHC et/ou de la présence du virus Bilan biologique pour déterminer une éventuelle souffrance hépatique (ALAT) Échographie hépatique Test élastométrique hépatique (non invasif) éventuellement complété par une PBH (examen invasif sous anesthésie locale)	La prévention d'une infection par le VHA ou le VHB est possible grâce à la **vaccination**. En France, la vaccination de l'enfant contre le VHB est obligatoire depuis le 1er janvier 2018 **En cas d'infection par VHB**, guérison spontanée dans 90 % des cas, sinon passage à la chronicité : • **traitement non curatif** • interféron alpha (effets indésirables : neutropénie et thrombopénie qui justifient une surveillance de l'hémogramme, troubles digestifs, anorexie, alopécie, irritabilité voire syndrome dépressif, etc.) • analogues nucléosidiques **En cas d'infection par VHC**, guérison spontanée dans 10 à 20 % des cas, sinon passage à la chronicité. Le traitement (AAD) a énormément évolué ces dernières années et permet une guérison dans 99 % des cas en 8 à 16 semaines.

(Sources : Revue *Soins*/INSERM)

Huntington (maladie de)

DÉFINITION	ÉTIOLOGIE	SIGNES CLINIQUES
La maladie de Huntington est une affection **dégénérative du système nerveux central**. La maladie se déclare habituellement entre **30 et 50 ans**. Cette pathologie concerne 18 000 personnes en France.	C'est une maladie **héréditaire autosomique dominante** rare et incurable. La personne **porteuse du gène muté** développera **automatiquement** la maladie ; on parle de **pénétrance complète**.	**Troubles moteurs :** • chorée • dystonie • spasticité • bradykinésie **Troubles cognitifs :** • affectant la mémoire de travail • troubles de l'attention • difficultés de planification • bradypsychie **Troubles psychiatriques :** • dépression • états psychotiques

COMPLICATIONS	EXAMENS	TRAITEMENTS	INFORMATIONS IDE/AS/AES
• Difficultés à la mastication • Troubles de la déglutition • Détérioration des articulations • Troubles du langage • Hallucinations • Agressivité • Démence	**Examen clinique** et **anamnèse** **Test génétique** sur le gène de la huntingtine pour confirmer le diagnostic **Échelle UHDRS** (*Unified Huntington Disease Rating Scale*) pour évaluer les signes de la maladie	La maladie de Huntington est **incurable** aujourd'hui. **Le traitement est donc symptomatique** et les **soins pluridisciplinaires**. Cela permet de stabiliser la maladie pendant plusieurs années.	Il est possible de réaliser un **diagnostic génétique préclinique** parfois demandé par les sujets à risque. Celui-ci nécessite un **accompagnement** pluridisciplinaire. De même, un **diagnostic prénatal** ou **préimplantatoire** (en vue d'une FIV) est possible.

(Source : INSERM)

Hypertension artérielle (HTA)

DÉFINITION	ÉTIOLOGIE	SIGNES	FACTEURS DE RISQUE
Élévation chronique de la tension artérielle dont la valeur est supérieure ou égale à 140/90 mmHg au cabinet médical. 1 adulte sur 3 est concerné en France, mais 1 sur 2 ignore sa maladie, du fait de son évolution discrète. C'est la 1re cause de consultation en médecine générale et la 1re maladie chronique.	Origine : • génétique • maladies endocriniennes (acromégalie, dysthyroïdie, etc.) ou rénales • iatrogénique médicamenteuse (contraceptifs œstroprogestatifs, corticoïdes, etc.) Les différents facteurs de risque peuvent également être en cause.	Souvent asymptomatique, l'HTA peut se manifester par : • des céphalées • des troubles de la vision et de la concentration • des bourdonnements d'oreilles • des vertiges • des douleurs thoraciques • des essoufflements • des sueurs • une épistaxis, etc.	**Hygiène de vie :** • sédentarité • surcharge pondérale • tabagisme • abus d'alcool • surconsommation de sel (très présent dans les plats cuisinés) • alimentation déséquilibrée, trop riche en graisses animales SAS Âge : artériosclérose et athérosclérose Antécédents familiaux d'HTA, etc.

COMPLICATIONS	EXAMENS	TRAITEMENTS	RÔLE IDE
Pathologies : • cardiovasculaires (IDM, IC) • cérébrovasculaires (AVC) • neurodégénératives (maladie d'Alzheimer, etc.) Mais aussi : • rétinopathie • IRC • AOMI	**Plusieurs mesures ≥ 140/90 mmHg au cabinet médical** permettent le diagnostic d'HTA. Cependant, un effet « blouse blanche » (HTA liée au stress) est possible. Une série d'automesures au domicile permet de lever le doute (règle des trois : 3 mesures le matin, 3 le soir, 3 jours de suite) ; ici, la valeur seuil est de 135/85 mmHg. Il est également possible de réaliser une MAPA.	Mise en place de règles hygiéno-diététiques incluant une activité physique adaptée Monothérapie ou polythérapie : • ARA II • IEC • IDR • bêta-bloquant • diurétiques • antagoniste calcique • antihypertenseur central • alpha-bloquant	L'HTA ne guérit pas mais répond bien au traitement, qui doit être pris régulièrement, **toute la vie**. Il est donc important que la personne et son entourage proche comprennent bien la maladie dans le but de favoriser l'observance du traitement. Une bonne gestion des EIM va également faciliter cette observance.

(Source : INSERM/FFC/CFLHTA/Santé publique France)

Infarctus du myocarde (IDM)

DÉFINITION	ÉTIOLOGIE	SIGNES CLINIQUES	FACTEURS DE RISQUE
Complication de l'*angor* (vous pouvez consulter le tableau correspondant), l'IDM est **une nécrose du muscle cardiaque par anoxie**. L'IDM touche chaque année en France 80 000 personnes et est responsable d'environ 12 000 décès. C'est une **urgence absolue**.	L'IDM est la conséquence de l'**obstruction d'une artère coronaire** par un **thrombus**. La formation du thrombus est favorisée par les plaques d'athérome, amas graisseux qui se forment sur le long terme à la faveur de mauvais comportements hygiéno-diététiques et qui se fixent sur la paroi artérielle (voir *Athérosclérose*).	**Douleur rétrosternale, constrictive**, irradiant à la mâchoire ou aux membres supérieurs Symptômes associés non spécifiques : • sueurs • nausées • vertiges Dans 1/4 des cas l'IDM n'est pas accompagné de signe typique, ce qui peut retarder les soins d'urgences.	Présence d'un angor (angine de poitrine) Facteurs de risque cardiovasculaires : • HTA • diabète • hypercholestérolémie • tabagisme • obésité • alcoolisme • sédentarité Stress chronique Facteurs héréditaires (antécédents familiaux)

COMPLICATIONS	EXAMENS	TRAITEMENTS
Risque de mort subite par troubles du rythme ventriculaires graves **Nécrose myocardique** importante entraînant une IC et/ou des troubles du rythme sévères Ces troubles du rythme favorisent la formation de thrombus et donc augmentent le risque d'**AVC**.	**Électrocardiogramme** (ECG) comme élément diagnostique fondamental Biologie : élévation des **troponines** en cas d'IDM L'administration de dérivés nitrés à titre diagnostique est souvent réalisée (la douleur ne cède pas, contrairement à l'angor).	Antalgique, inhalation d'oxygène si besoin, anti-agrégants plaquettaires et anticoagulant (HNF) Puis **reperfusion** du myocarde en salle de cathétérisme par intervention coronaire percutanée (ICP) avec **angioplastie et pose de stent(s)** (ces derniers sont utilisés pour pérenniser la revascularisation) ± reperfusion initiale par **thrombolyse si délai d'intervention après diagnostic > 90 minutes** Association **BASIC** en traitement secondaire au long cours : **B**êta-bloquants, **A**nti-agrégants plaquettaires, **S**tatines, **I**EC, **C**ontrôle des facteurs de risque Rééducation cardiaque et ETP Transplantation en dernière intention

(Sources : Revue *Soins*/INSERM/FFC)

Infection nosocomiale

DÉFINITION	ÉTIOLOGIE	SIGNES CLINIQUES	FACTEURS DE RISQUE
Une infection nosocomiale est une **IAS** contractée dans un établissement de santé (hôpital, clinique). Une infection est considérée comme nosocomiale lorsqu'elle n'était pas présente à l'entrée de la personne et qu'elle se déclare au moins 48 heures après son admission ; jusqu'à 30 jours après une intervention chirurgicale, et 1 an s'il y a pose d'une prothèse.	La plupart des germes incriminés sont des **bactéries provenant du patient**. Ils peuvent également provenir de l'établissement, des soignants, des visiteurs, etc. Les bactéries sont introduites sur le site de l'infection par une **activité de soins** (sondage vésicale, chirurgie, etc.), ou encore **manuportées**.	**Cystite infectieuse :** • pollakiurie • douleurs à la miction ± urines troubles/ malodorantes/hématurie ± pyrexie < 38 °C (fébricule) **Infection du site opératoire** : • cicatrice rouge et chaude • douleur/œdème • écoulement purulent • abcès/fistule ± signes généraux (fièvre/ frissons)	Patients âgés ou très jeunes Patients immunodéprimés Hospitalisation longue **Gestes invasifs** (pose d'une sonde vésicale, d'un cathéter veineux, etc.) surtout s'ils sont nombreux (services de réanimation, etc.).

COMPLICATIONS	EXAMENS/TRAITEMENTS	INFORMATIONS IDE/AS/AES
Complication d'une cystite en pyélonéphrite (à suspecter systématiquement devant des signes de cystite avec apparition de fièvre > 38 °C et douleurs lombaires, souvent unilatérales) Pneumonie potentiellement grave Bactériémie Infection par une **BMR** ou un **SARM**	• BU puis ECBU pour une suspicion de cystite ou de pyélonéphrite • Prélèvement bactérien si écoulement par une cicatrice • ECBC pour une infection respiratoire • Hémocultures en cas de suspicion de bactériémie ± CRP et ponction articulaire si suspicion d'infection sur prothèse Cystite : hydratation pour augmenter la diurèse et favoriser l'élimination des germes **Antibiothérapie probabiliste** si nécessité, puis toujours **documentée**, après réception de l'**antibiogramme** Reprise chirurgicale et changement de prothèse le cas échéant	Dans un établissement de santé, les **EOH**, supervisées par le **CLIN**, ont pour objectif de promouvoir et de faire respecter des règles d'hygiène. L'**hygiène des mains** en fait partie. Elle permet de diminuer drastiquement le risque de transmission manuportée des germes. Elle est réalisée par une friction hydroalcoolique (**FHA**) sur des mains propres.

(Source : INSERM/Santé publique France/RéPias/HAS/SF2H)

Insomnie chronique

DÉFINITION	ÉTIOLOGIE/SIGNES CLINIQUES	FACTEURS DE RISQUE	COMPLICATIONS
Mauvaises qualité et quantité de sommeil. L'insomnie est chronique si elle est présente au moins **3 fois par semaine** depuis au moins **3 mois**. **15 à 20 %** des Français sont concernés.	Étiologie : **hyperactivité cérébrale nocturne** favorisant des cycles de sommeil peu profond et des éveils intempestifs Signes cliniques : • difficultés d'endormissement • éveils nocturnes • réveil précoce • **somnolence diurne**	**Maladies chroniques** comme l'asthme ou certaines douleurs **Maladies neurologiques** comme la maladie d'Alzheimer ou la maladie de Parkinson par perturbation du rythme circadien **Anxiété** **Stress** **Dépression**	• Irritabilité • Difficultés de concentration • Troubles de la mémoire Risques : • d'arrêt de travail • d'accident du travail ou domestique • d'accident de la route Aggravation de maladies préexistantes

EXAMENS/TRAITEMENTS	INFORMATIONS IDE/AS/AES
Recherche de troubles du sommeil demandant une prise en charge spécifique : • syndrome des jambes sans repos • apnées du sommeil, etc. (voir *Troubles du sommeil*) Privilégier un traitement non médicamenteux comme les **TCC**, la sophrologie, etc. Traitement médicamenteux de **courte durée** seulement par benzodiazépines, antihistaminiques, bêta-bloquant, etc. Les antidépresseurs peuvent être utilisés sur une durée qui dépend de l'indication : • dépression : plusieurs mois et au moins 6 mois après la rémission • trouble anxiété généralisé/phobie sociale : généralement plusieurs mois	Une certaine hygiène de vie est indispensable pour avoir une bonne qualité de sommeil : • se coucher et se lever à des **heures régulières**, y compris le week-end • **pratiques sportives régulières**, non tardives • **éviter les repas copieux en soirée** Si possible, sanctuariser la chambre et la réserver à cette activité. L'alcool favorise les réveils nocturnes. Une certaine relaxation est indispensable pour l'endormissement et est incompatible avec l'utilisation des écrans juste avant le coucher.

(Sources : INSERM/INSV/Réseau Morphée)

Insuffisance cardiaque (IC)

DÉFINITION	ÉTIOLOGIE	SIGNES CLINIQUES	FACTEURS DE RISQUE
État pathologique dans lequel le cœur est dans l'**incapacité d'assurer les besoins hémodynamiques** de l'organisme, en situation d'efforts dans un premier temps, puis même au repos. La prévalence de l'IC est d'un million de personnes en France. Il existe 4 stades de gravité de NYHA 1 à 4.	• **Séquelles d'IDM** • **HTA** • Séquelles d'intoxication éthylique chronique • Séquelles de diabète • Insuffisance coronarienne • Malformations cardiaques • Rétrécissements valvulaires (calcifications liées à l'âge) • Ou, à l'inverse, fuites pouvant être provoquées par une endocardite • BPCO/HTA pulmonaire • Péricardite constrictive, etc.	**IC gauche** (congestion veineuse pulmonaire) : • fatigue • dyspnée voire orthopnée (signe de gravité) • tachycardie avec troisième bruit de « galop » à l'auscultation cardiaque • râles pulmonaires crépitants **IC droite :** • douleurs hépatiques • turgescence jugulaire • OMI • asthénie	**Facteurs de risques cardiovasculaires,** à corriger au plus tôt : • HTA • diabète • hypercholestérolémie • tabagisme • obésité • alcoolisme • sédentarité Insuffisance rénale BPCO SAHOS

COMPLICATIONS	EXAMENS	TRAITEMENTS
IC gauche : • œdème aigu du poumon (OAP) • risque d'IC globale Insuffisance rénale aiguë (IRA) Troubles du rythme avec : • risque d'AVC • risque d'arrêt cardiaque (La vaccination antigrippale et antipneumococique est recommandée.)	**Échocardiographie Doppler** pour différencier l'IC avec dysfonction systolique (ICS) de l'IC avec dysfonction diastolique (ICFEP) + ECG En cas de signes atypiques : dosage des BNP ou NT-proBNP (peptides sécrétés majoritairement par les cellules cardiaques) ± radiographie thoracique ± ECG d'effort ± coronarographie	**Mesures hygiéno-diététiques** dont régime hyposodé (attention aux corticoïdes/apport sodé des comprimés effervescents), suivi de la masse corporelle (pour objectiver une rétention d'eau) **Traitements symptomatiques :** • bêta-bloquants • IEC (attention aux interactions médicamenteuses avec les AINS et ARA II) ± diurétiques si rétention hydrosodée, etc. **Traitements étiologiques :** ± remplacement d'une valve cardiaque (voir *Valvulopathies*) ± revascularisation des artères coronaires par angioplastie et pose de stent ± pose d'un défibrillateur ou d'un stimulateur cardiaque Transplantation cardiaque en dernière intention

(Sources : Revue *Soins*/FFC)

Insuffisance rénale chronique (IRC)

DÉFINITION	ÉTIOLOGIE	SIGNES CLINIQUES	FACTEURS DE RISQUE
L'IRC est une **diminution permanente** du **débit de filtration glomérulaire** (DFG) et des fonctions endocrines du rein. Il existe 5 stades de la maladie, le dernier étant l'IRC terminale.	• HTA • Diabète • Glomérulonéphrites • Polykystose rénale • Pyélonéphrites chroniques Mais aussi la maladie de Berger, le lupus érythémateux disséminé, etc.	**Peu spécifiques et tardifs**, car les reins se transforment pour compenser la baisse du DFG	• Cardiovasculaires • Antécédents familiaux de néphropathie • Médicaments néphrotoxiques (AINS, sels de platine, produits de contraste iodés, etc.)

Insuffisance rénale chronique (IRC)

COMPLICATIONS	EXAMENS	TRAITEMENTS	RÔLE IDE
• HTA • Acidose métabolique • Hyperkaliémie • Ostéomalacie • Ostéite fibreuse • Calcifications vasculaires • Anémie (par défaut d'érythropoïétine) • Cardiopathies • **IRCT** (DFG < 15 ml/min/1,73 m^2)	• Bandelette urinaire • Électrophorèse des protéines sériques • Protéinurie des 24 heures • Cytologie urinaire • Échographie • Abdomen sans préparation (ASP)	Traitement symptomatique dans un premier temps **Le traitement de l'IRCT est la transplantation rénale,** dépendant du nombre de greffons disponibles. **Dialyse** (épuration extracorporelle du sang) en attendant la possibilité d'une greffe, à raison de 3 à 4 séances hebdomadaires de 4 heures	La progression de la maladie étant silencieuse, la personne **bascule brutalement** dans la maladie chronique, synonyme de changement d'hygiène de vie, de traitement au long cours, et de révision des projets de vie. L'accompagnement est indispensable pour faciliter cette transition.

(Source : Revue *Soins*)

Listériose

DÉFINITION	ÉTIOLOGIE	SIGNES CLINIQUES	FACTEURS DE RISQUE
Décrite pour la première fois en 1926, la **listériose** est une maladie à **déclaration obligatoire**. Chaque année, près de 400 personnes sont affectées en France.	La listériose est liée à l'ingestion d'**aliments contaminés** par la **bactérie *Listeria monocytogenes***.	L'ingestion d'aliments contaminés par la bactérie par une **personne en bonne santé** est généralement **asymptomatique** et **non invasive**. Des aliments **massivement contaminés** peuvent néanmoins provoquer une **gastro-entérite fébrile**.	**La bactérie n'altère ni l'aspect, ni l'odeur, ni le goût des aliments.** La prévention est essentielle et passe par : • un réfrigérateur à 4 °C au maximum et régulièrement nettoyé • le respect des DLC • la séparation des aliments crus et cuits, etc.

COMPLICATIONS	TRAITEMENTS	INFORMATIONS IDE/AS/AES
Chez **une personne immunodéprimée** (cancer, maladie hépatique, sida, traitement immunosuppresseur, etc.), l'**infection** peut devenir **invasive** et provoquer une **septicémie** ou une **atteinte cérébrale** (méningite par ex.) pouvant laisser des **séquelles neurologiques**. La **mortalité** peut alors atteindre les **30 %**. Chez **la femme enceinte**, l'infection peut provoquer un **symptôme pseudo-grippal** sans gravité. Mais la bactérie peut **franchir le placenta** et provoquer un **avortement spontané**, une **mort intra-utérine** ou une **naissance prématurée**.	Une fois le diagnostic confirmé par la présence de la bactérie dans **le sang**, **le LCS**, **le placenta**, le liquide d'ascite, etc., le traitement repose sur une **antibiothérapie** à forte dose. **L'hospitalisation est souvent nécessaire.**	Aucun test biologique ou traitement ne s'impose devant une personne ayant mangé des aliments contaminés mais ne présentant aucun symptôme ou signe de listériose. Une consultation est nécessaire si une fièvre ou des céphalées apparaissent dans les 2 mois.

(Source : INSERM)

MICI (maladie inflammatoire chronique de l'intestin)

DÉFINITION	ÉTIOLOGIE	SIGNES CLINIQUES
Les maladies chroniques de l'intestin regroupent la **maladie de Crohn** et la **rectocolite hémorragique**. Elles se caractérisent par une **inflammation d'une partie de la paroi du tube digestif**.	**Réponse immunitaire inadaptée** vis-à-vis de la flore intestinale Interaction de : • facteurs génétiques • facteurs environnementaux (pollution, tabac pour la maladie de Crohn) Souvent diagnostiquée entre 15 et 25 ans	**Poussées inflammatoires successives** de 2 à 3 semaines entrecoupées de rémissions de quelques semaines à plusieurs années. Parfois, il n'y a pas de rémission. **Maladie de Crohn : tout le tube digestif** peut être concerné **Rectocolite hémorragique :** lésions limitées **au rectum et à tout ou partie du côlon** (signes possibles : ténesme, épreintes) **Symptômes digestifs :** douleurs abdominales, diarrhées **Signes généraux :** fièvre, fatigue, anorexie, amaigrissement, etc.

MICI (maladie inflammatoire chronique de l'intestin)

COMPLICATIONS	EXAMENS	TRAITEMENTS
Maladie de Crohn : • occlusion • abcès puis fistule • péritonite • appendicite • hémorragie • cancer colorectal **Rectocolite hémorragique :** • colite aiguë grave (plus de 6 évacuations sanglantes par jour) • cancer du côlon	**Iléocoloscopie** avec biopsies en zones malades et saines Endoscopie œso-gastro-duodénale pour la maladie de Crohn **Bilan biologique :** • numération formule sanguine (NFS) • protéine C réactive (CRP, marqueur de l'inflammation) • ferritinémie, etc.	**5-aminosalycilés** (5-ASA) en première intention Corticothérapie ou **immunomodulateur** type anti-TNF-alpha en seconde intention **En traitement de fond** : 6-mercaptopurine (6-MP) Correction des **carences nutritionnelles** provoquées par les diarrhées

(Sources : Revue *Soins*/INSERM)

Migraine

DÉFINITION	ÉTIOLOGIE	SIGNES CLINIQUES
Céphalée évoluant par **crises** séparées d'**intervalles libres**, ayant une **sémiologie spécifique** selon qu'elle est **avec aura** ou **sans aura**, et qui ne laisse **pas de trace clinique** entre les crises. Les femmes sont plus touchées dans un rapport de 3/1.	Association de facteurs génétiques et environnementaux entraînant une excitabilité neurale anormale La crise de migraine est liée à une vasodilatation, une inflammation neurale et à la libération de neurotransmetteurs à l'origine de la douleur.	**Sans aura** (au moins 5 crises avec les critères suivants) : • crises de céphalées de 4 à 72 heures sans traitements • unilatérales, pulsatiles, aggravées par les activités physiques de routine • accompagnées de nausées/ vomissements ou de photophobie et phonophobie (notion d'hyperesthésie et d'allodynie) **Avec aura** (au moins 2 crises avec les critères suivants) : • 1 ou plusieurs symptômes de l'aura totalement réversibles • de développement progressif sur plus de 4 minutes • dont la durée n'excède pas 60 minutes

SIGNES CLINIQUES (SUITE)	FACTEURS DE RISQUE	TRAITEMENTS	COMPLICATIONS
• intervalle libre de moins de 60 minutes entre l'aura et la céphalée L'aura peut se manifester par des troubles visuels, sensitifs, des troubles du langage et/ou un déficit moteur. Dans les deux cas, l'examen clinique est normal entre les crises.	• Surpoids • Caféine • Troubles ventilatoires nocturnes • Facteurs génétiques **Facteurs déclenchants :** • certains alcools (vin blanc par ex.) • chocolat • sieste prolongée • repas riches en graisses • **fluctuations hormonales, etc.**	**Traitement de la crise :** AINS (± anti-émétique) et/ou triptans (en fonction de l'efficacité et de la tolérance) **Traitement de fond :** mis en place en fonction de la fréquence des crises et adapté au facteur déclenchant (stress par ex.)	La fréquence des crises et leur intensité peuvent avoir un **impact important sur la qualité de vie**. L'automédication peut déboucher sur des **abus médicamenteux** et entraîner l'apparition (par un phénomène d'accoutumance) de céphalées chroniques quotidiennes.

(Sources : Revue *Soins*/INSERM)

Mucoviscidose

DÉFINITION	ÉTIOLOGIE	SIGNES CLINIQUES	COMPLICATIONS
Maladie génétique grave qui touche environ 6500 personnes en France (1 naissance sur 4000 en moyenne). L'**espérance de vie** est aujourd'hui de plus de **40 ans**.	La mucoviscidose est une maladie **autosomique récessive**. Les **deux parents** transmettent un **gène mutant** présent sur le **chromosome n° 7** qui régule le transport de chlore au travers de certaines membranes. L'**expression** de la maladie sera **plus ou moins sévère** en fonction des mutations présentes sur ce gène.	La mucoviscidose se manifeste **dès la naissance** et touche principalement les **fonctions respiratoire** et **gastro-intestinale :** • infection bronchique • BPCO • alternance de diarrhées/constipations • RGO • malabsorption des nutriments et des vitamines, etc.	**D'ordre ventilatoire**, liées à un état inflammatoire chronique (nécessitent un suivi vaccinal strict) : • insuffisance respiratoire • atélectasies • hémoptysie voire pneumothorax • infections bactériennes chroniques **D'ordre gastro-intestinal :** insuffisance pancréatique

<table>
<tr><th>COMPLICATIONS (SUITE)</th><th>EXAMENS</th><th>TRAITEMENTS</th></tr>
<tr>
<td>Risque de stérilité chez les hommes

Peuvent apparaître :
• retard de croissance
• cirrhose
• diabète
• pathologies cardiaques
• ostéoporose
• syndrome anxiodépressif</td>
<td>En France, un test de dépistage est réalisé dans toutes les maternités depuis 2002 à partir de quelques gouttes de sang prélevées au talon (mise en évidence d'un problème pancréatique et si besoin de mutations sur le gène CFTR).

Un second test est réalisé : il consiste à vérifier la présence d'ions chlorures en quantité anormale dans la sueur</td>
<td>Le suivi de la personne est réalisé en centre de ressources et de compétences de la mucoviscidose (CRCM)

Le traitement est symptomatique :
• mucolytiques, fluidifiants bronchiques, anti-inflammatoires, bronchodilatateurs et kinésithérapie respiratoire visent à diminuer l'insuffisance respiratoire
• une antibioprophylaxie est réalisé tous les 3 ou 4 mois pour prévenir les infections ventilatoires
• en cas d'insuffisance respiratoire terminale, il est mis en place une oxygénothérapie et la question d'une greffe des poumons est posée
• prise en charge nutritionnelle et digestive, etc.

Des médicaments « potentiateurs » (qui aident à l'expression du gène défaillant) ont reçu une AMM.</td>
</tr>
</table>

(Sources : INSERM/HAS)

Myopathie de Duchenne

DÉFINITION	ÉTIOLOGIE	SIGNES CLINIQUES
La **myopathie de Duchenne**, aussi appelée dystrophie musculaire de Duchenne, est une **maladie génétique rare**. Elle touche à **99,9 % des garçons**. On dénombre **150 à 200 personnes** touchées en France.	Cette pathologie est liée à la présence d'un gène mutant sur le chromosome X. La **dystrophine** n'est plus produite, provoquant à terme **la destruction des fibres des muscles squelettiques, des muscles lisses et du muscle cardiaque**.	• **Vers l'âge de 3 ans**, apparition de **faiblesses musculaires** avec chutes fréquentes, difficultés à lever les bras, scoliose • Atteinte des **muscles ventilatoires** vers l'**adolescence** avec difficultés d'expectoration, souffle court, infections bronchiques et pulmonaires • Atteinte du **muscle cardiaque** avec des essoufflements anormaux et des palpitations • Atteinte des **muscles du tube digestif** avec des constipations et des douleurs abdominales

Les pathologies en un coup d'œil pour les infirmiers

COMPLICATIONS	TRAITEMENTS
• Ostéoporose • Problèmes nutritionnels • Incontinence • Lithiase urinaire • Troubles de la microcirculation • Insuffisance cardiaque • Occlusion intestinale	**Il n'y a pas de traitement spécifique** de la myopathie de Duchenne à ce jour. La **corticothérapie** est utilisée pour réduire la progression de la maladie de 2 ans en moyenne (mais au prix de nombreux effets indésirables comme l'ostéoporose, l'amyotrophie, etc.). Utilisation de molécules ayant une action protectrice du muscle cardiaque : **inhibiteurs de l'enzyme de conversion (IEC) et bêta-bloquants** **Kinésithérapie et kinésithérapie respiratoire**, sports adaptés (natation par ex.), etc.

(Source : INSERM)

Obésité

DÉFINITION	ÉTIOLOGIE	FACTEURS DE RISQUE	EXAMENS
L'**obésité** se définit comme un **excès de masse grasse corporelle** ayant de **multiples retentissements** organiques mais également psychologiques et sociaux. L'obésité concerne aujourd'hui de nombreux pays, y compris émergents, et 17 % des adultes en France.	**Causes multifactorielles :** • alimentation • sédentarité • facteurs psychologiques (stress, etc.) • hérédité • facteurs socio-économiques • facteurs biologiques La multiplicité des facteurs implique un **accompagnement personnalisé**.	• Fréquentation des **fast-foods** de manière régulière par choix ou pour faciliter les repas pendant la journée de travail • Activité professionnelle strictement **sédentaire** (dans le tertiaire, très plébiscité dans les pays développés) • Précarité laissant peu de choix, etc.	**Calcul de l'indice de masse corporelle** (IMC) : c'est le poids (en kg) divisé par le carré de la taille (en mètres) L'obésité commence à partir d'un IMC de 30 kg/m^2. **Mesure du tour de taille** Recherche de complications et de FDR associés

COMPLICATIONS		TRAITEMENTS	RÔLE IDE
Altération des **métabolismes glucidique et lipidique** Complications : • cardiovasculaires (HTA, etc.) • respiratoires (apnée du sommeil, etc.) • thrombo-emboliques • digestives • ostéoarticulaires • cutanées • urologiques et rénales	• gynéco-obstétriques et endocriniennes • diabète de type 2 • possibilité d'hypertension intracrânienne (HTIC), rarissime, mais potentiellement grave • **retentissement psychosocial et économique** Augmentation de l'incidence et de la mortalité par cancers	Suivi mensuel **Conseils hygiéno-diététiques personnalisés :** • activité physique • régime alimentaire ± psychothérapie Un médicament qui réduit l'absorption des graisses alimentaires peut être testé. La chirurgie bariatrique peut être discutée **en dernier recours**.	Informer sur l'**inutilité** voire les **dangers** que représentent certains régimes mis en avant dans les magazines Encourager les personnes à choisir des aliments disposant d'un bon **Nutri-Score** (mis en avant dans le 4e PNNS 2019–2023) Orienter si besoin vers un centre spécialisé pluridisciplinaire (plan Obésité 2010–2013)

(Source : Revue *Soins*/INSERM)

Œdème aigu du poumon (OAP)

DÉFINITION	ÉTIOLOGIE	SIGNES CLINIQUES	FACTEURS DE RISQUE
L'**OAP** est la forme clinique la plus fréquente de l'insuffisance cardiaque aiguë qui peut-être due à : • un IDM • des troubles du rythme • une fibrillation auriculaire • une hypertrophie du ventricule gauche	L'**insuffisance ventriculaire gauche** provoque une **augmentation** des **pressions en amont**, soit l'oreillette gauche, la veine pulmonaire puis les capillaires pulmonaires. Cela conduit à l'**inondation des alvéoles pulmonaires**.	• Dyspnée • Toux • Expectoration saumonée • Tachycardie avec troisième bruit appelé « galop » à l'auscultation cardiaque • Râles pulmonaires crépitants bilatéraux • Angoisse	**FDR CV :** HTA, diabète, hypercholestérolémie, tabagisme, obésité, alcoolisme, sédentarité **Facteur favorisant :** écart de régime hyposodé, interactions médicamenteuses ou effets indésirables (corticoïdes = rétention sodée, etc.)

COMPLICATIONS	EXAMENS	TRAITEMENTS	RÔLE IDE
La **complication principale** est le **décès** par détresse ventilatoire. Des **complications secondaires** peuvent survenir en fonction des traitements mis en place après les examens : risque d'AVC avec les AVK, etc.	**Recherches des causes de la décompensation :** • électrocardiogramme • radiographie thoracique • échographie cardiaque par voie transthoracique (ETT) Éventuellement ETO, dosage de la TSH car l'hyperthyroïdie peut être la cause d'une FA	**Oxygénation efficace :** • position demi-assise • oxygénation par pression positive continue, parfois intubation Stabilisation hémodynamique : diurétique de l'anse et dérivés nitrés Parfois morphine car supprime la sensation de dyspnée et l'angoisse	Renforcer l'adhésion du patient à sa prise en charge pluridisciplinaire **Participer à la surveillance du risque de dépression** bien présent chez les personnes souffrant d'insuffisance cardiaque ETP concernant le traitement

(Source : Revue *Soins*)

Ostéoporose

DÉFINITION	ÉTIOLOGIE	SIGNES CLINIQUES
Maladie du squelette se caractérisant par un risque majoré de fracture. Sont en cause une **densité** et une **qualité osseuse** insuffisantes. La **prévention des chutes** passive (éviter les tapis, etc.) et active (maintien du capital musculaire par l'activité physique, etc.) est fondamentale.	Le tissu osseux se renouvelle en permanence. Ce **remodelage osseux** associe l'action des : • **ostéoclastes** qui détruisent l'ancien tissu (phase de résorption) • **ostéoblastes** qui créent du tissu osseux (phase de formation de tissu ostéoïde, puis de minéralisation) L'ostéoporose naît d'un **déséquilibre entre l'action des ostéoclastes et des ostéoblastes**. Cela fragilise le tissu osseux et augmente le risque de fracture.	L'ostéoporose n'est symptomatique qu'en cas de fractures. On retrouve alors une **fracture non traumatique** (vertébrale, partie distale du radius, col du fémur, etc.). Parfois, la **douleur** signe une fracture vertébrale qui n'a pas été décelée d'emblée à la radiographie.

FACTEURS DE RISQUE	EXAMENS	TRAITEMENTS
Facteurs génétiques **Facteurs alimentaires :** • déficit en calcium • déficit en vitamine D – qui permet l'absorption du calcium – alimentaire (poissons gras, etc.) **Facteurs environnementaux :** déficit en vitamine D naturelle s'il existe un manque d'ensoleillement **Facteurs comportementaux :** l'alcool et le tabac favorisent la déminéralisation osseuse Médicaments (corticoïdes au long cours par ex.) ou maladies spécifiques (hyperthyroïdie, polyarthrite rhumatoïde, etc.) Âge avancé et ménopause (39 % des femmes de 65 ans sont concernées)	**Évaluation des facteurs de risque fracturaire** : • âge • antécédents personnels et familiaux de fractures • IMC (si < 19 kg/m^2) • acuité visuelle, troubles neuromusculaires ou orthopédiques (pour le risque de chutes) **Ostéodensitométrie** (DMO)	• Correction d'une carence vitamino-D-calcique • Diminution voire arrêt de la consommation de tabac et d'alcool • Bisphosphonates (si per os : prise assise pour préserver la muqueuse œsophagienne) et ranélate de strontium (ils inhibent la résorption osseuse), etc. ± traitement hormonal en cas d'ostéoporose post-ménopausique

(Source : Revue *Soins*/HAS/INSERM/SFR)

Paludisme (malaria)

DÉFINITION	ÉTIOLOGIE	SIGNES CLINIQUES
Le **paludisme** est une maladie **parasitaire** rencontrée principalement dans les **zones tropicales et subtropicales** du monde entier. Le paludisme provoque plus de **400 000 décès par an**, principalement en Afrique. Ce nombre important baisse cependant régulièrement, grâce à la lutte contre le vecteur et à la prévention de ses piqûres.	L'infection est provoquée par un **parasite** du genre ***Plasmodium,*** inoculé par un **moustique** : l'**anophèle** femelle. Il existe 5 espèces de *Plasmodium*, la plus dangereuse étant ***Plasmodium falciparum***. Le parasite migre dans **le foie** après inoculation et s'y multiplie (c'est la **phase pré-érythrocytaire**). Lors de la **phase érythrocytaire**, où les symptômes apparaissent, les parasites quittent le foie et s'attaquent aux **globules rouges** dans lesquels ils vont se multiplier. Certaines espèces de *Plasmodium*, en se cachant dans le foie, survivent au traitement, et provoquent des rechutes, **même plusieurs années après**.	La période d'**incubation** pour *Plasmodium falciparum* est de **9 à 14 jours**. **Signes cliniques :** • pyrexie • frissons • sueurs froides • transpiration intense • céphalées • myalgies • nausées, vomissements, diarrhées • asthénie

COMPLICATIONS	TRAITEMENTS	RÔLE IDE
• Anémie • Si grossesse : risque de fausse couche La forme grave de l'infection à *Plasmodium falciparum* peut provoquer : • détresse respiratoire • insuffisance rénale • perte de conscience • **troubles neurologiques** (convulsions, coma, etc.) Des **séquelles durables** ou la **mort** du sujet sont possibles.	Le diagnostic est réalisé par la **clinique**, l'**anamnèse** et l'observation d'un **échantillon de sang** au microscope (des tests rapides avec quelques gouttes de sang existent dans les zones d'endémie). Le **traitement curatif** est fondé sur des **combinaisons thérapeutiques à base d'artémisinine** (CTA). Les **traitements prophylactiques** destinés aux voyageurs exposés doivent être pris **tous les jours** et jusqu'à 4 semaines après le retour au risque de ne pas être efficaces et de favoriser l'apparition de résistances. La piste vaccinale est prometteuse.	Toute fièvre qui apparaît dans les 3 mois qui suit le retour d'une zone d'endémie doit **systématiquement** faire penser à une crise de paludisme et faire consulter au plus tôt (si possible dans un service de maladies tropicales pour éviter tout retard de diagnostic).

(Source : INSERM/OMS)

Parkinson (maladie de)

DÉFINITION	ÉTIOLOGIE	SIGNES CLINIQUES
Maladie dégénérative de cause inconnue ayant pour conséquence la **mort neuronale** par apoptose. C'est la deuxième maladie dégénérative après la maladie d'Alzheimer. Elle concerne 1 % des plus de 65 ans.	De cause inconnue, la maladie de Parkinson serait d'origine **multifactorielle** : • **âge** • **facteurs génétiques** (15 % des personnes diagnostiquées ont des antécédents familiaux) • **facteurs environnementaux** (exposition à des solvants organiques, des métaux lourds, au manganèse, aux pesticides organochlorés, consommation d'eau de puits, etc.) Elle se caractérise par la **dégénérescence progressive des neurones à dopamine dans la substance noire du cerveau** et la présence d'amas pathogènes appelés « **corps de Lewy** ».	**Signes d'apparition insidieuse et d'évolution intermittente** : • **akinésie**, bradykinésie, hypokinésie (réduction de l'expression du visage, du balancement des bras, etc. • **hypertonie** • **tremblement de repos** (disparaît lors du mouvement volontaire, peut apparaître sur le pouce et l'index, le poignet ou la jambe) • troubles du comportement en sommeil paradoxal, etc.

SIGNES CLINIQUES (SUITE)	EXAMENS	TRAITEMENTS	RÔLE IDE
Mis à part certaines lésions cérébrales, **la maladie de Parkinson est la seule cause de tremblement de repos unilatéral**.	**Il n'y a aucun examen paraclinique diagnostique de référence.** Le diagnostic est confirmé au bout de plusieurs années : • en l'absence de signes atypiques • devant une évolution lente et progressive • en cas de réponse à la dopathérapie	**La personne doit consulter un neurologue avant traitement.** Il n'existe pas de traitement curatif. • Médicaments antiparkinsoniens en cas de troubles moteurs • Traitement symptomatique (dépression, etc.) • Traitement correctif des EIA, etc.	Participer à l'ETP Prendre en compte l'état de santé, la situation personnelle et l'environnement social de la personne, notamment les aidants naturels Faire la liaison avec le médecin traitant S'assurer de l'observance thérapeutique, etc.

(Sources : HAS/INSERM)

Polyarthrite rhumatoïde

DÉFINITION	ÉTIOLOGIE	SIGNES CLINIQUES	COMPLICATIONS
Maladie inflammatoire chronique des articulations évoluant par poussées. Elle touche plus souvent les femmes que les hommes (3/1). Elle apparaît le plus souvent entre 35 et 55 ans. Le diagnostic doit être précoce car il faut limiter l'atteinte articulaire et donc le handicap fonctionnel.	La polyarthrite rhumatoïde est d'origine **auto-immune**. Elle est également **polyfactorielle :** • facteurs génétiques très souvent associés • facteurs environnementaux (pollution, tabac, etc.) • facteurs hormonaux • possibles facteurs infectieux, psychologiques	• **Arthrite symétrique**, notamment les poignets, les mains, les doigts (métacarpo-phalangiennes et interphalangiennes proximales) et les pieds • Gonflement de l'articulation (épaississement de la membrane synoviale) • **Douleurs nocturnes** (2e partie de la nuit) • **Dérouillage matinal** supérieur à 30 minutes • **Asthénie**	• **Destruction de certaines articulations et de certains tendons** • **Évolution vers une maladie systémique :** – atteinte pulmonaire (pleurésie, pneumopathie interstitielle) – atteinte rénale – ostéoporose, etc. **Risques cardiovasculaires** liés à l'inflammation chronique (IDM, AVC, etc.)

EXAMENS	TRAITEMENTS	RÔLE IDE
Consultation en rhumatologie Bilan biologique : • CRP, VS • facteur rhumatoïde IgM • anticorps anti-CCP (ou ACPA) Examen radiographique : • pincement de l'interligne articulaire • atteinte de l'os sous-chondral Échographie pour objectiver une synovite	Le **traitement de fond** est mis en place le plus tôt possible : • le méthotrexate en première intention, qui est un agent antifolique doté de propriétés anti-inflammatoires et immunosuppressives (une prise par semaine ; l'association avec l'acide folique, 48 heures après, réduit les effets indésirables) • éventuellement biothérapies dirigées contre certaines molécules de l'inflammation (anti-TNF-alpha, etc.) ou contre les lymphocytes B et T Traitement symptomatique : paracétamol, AINS, corticothérapie ± chirurgie orthopédique si les articulations ont trop souffert	Information sur le traitement (notamment le **méthotrexate** et son rythme d'administration) Surveillance des effets indésirables (AINS/corticothérapie au long cours), de l'efficacité du traitement de fond et du retentissement fonctionnel de la maladie ETP concernant les FDR CV

(Sources : Revue *Soins*/INSERM/SFR)

Prééclampsie

DÉFINITION	ÉTIOLOGIE	SIGNES CLINIQUES
Pathologie fréquente de la grossesse (5 % des cas) qui survient au plus tôt vers le milieu du deuxième trimestre. En France, elle est responsable d'un tiers des naissances de grands prématurés et est la 2e cause de mortalité maternelle.	Cette pathologie survient dans **70 à 75 %** des cas chez une femme primigeste. Une explication possible est une **réponse immunologique** de la mère aux **antigènes** du père. En l'absence de changement de partenaire, cette réponse s'atténue ensuite. Est aussi en cause un **dysfonctionnement du placenta** qui, en libérant des débris placentaires et des cellules fœtales à partir du 2e trimestre, provoque un syndrome inflammatoire et une augmentation de la pression artérielle chez la mère.	• **HTA (> 140/90 mmHg)** • Protéinurie des 24 heures > 300 mg Sont possibles : • céphalées • troubles visuels • acouphènes • douleurs abdominales • vomissements • oligurie/anurie • œdèmes massifs

FACTEURS DE RISQUE	COMPLICATIONS	TRAITEMENTS
• Antécédent de prééclampsie, y compris familiaux (facteurs génétiques) • Grossesse multiple • Première grossesse • HTA • Diabète • Obésité • Âge > 40 ans ou < 18 ans • Syndrome des ovaires polykystiques • Maladie auto-immune	**Insuffisance rénale** chez la mère **Syndrome HELLP** avec hémolyse hépatique, hépatite et thrombopénie **Décollement placentaire** avec hémorragie interne nécessitant un accouchement en urgence Dans 1 cas sur 10, la **prééclampsie est sévère** et peut provoquer la mort de la mère (20 décès maternel par an, par **éclampsie** ou **hémorragie cérébrale**) et/ou du fœtus.	Suivi médical à l'hôpital (paramètres vitaux, retentissement fonctionnel, etc.) Évaluation de l'efficacité des antihypertenseurs **L'enjeu est de prolonger la grossesse** le plus possible car, en cas de mauvais pronostic, le seul moyen de sauver la mère est de mettre fin à la grossesse.

(Source : INSERM)

Progéria

DÉFINITION	ÉTIOLOGIE	SIGNES CLINIQUES
La progéria, ou **syndrome de Hutchinson-Gilford**, est une **maladie génétique très rare**. On recense une centaine de malades dans le monde.	Dans 90 % des cas, la progéria est liée à la présence d'**un gène mutant** sur le **chromosome n° 1.** Appelé *LMNA*, ce gène produit de la progérine en lieu et place de protéines lamine A et C. La progérine s'accumule au niveau cellulaire et provoque des dysfonctionnements.	**Vieillissement accéléré :** • alopécie dès l'enfance • croissance lente • arthralgies • peau fine et glabre • troubles cardiovasculaires Les capacités cognitives sont préservées.

COMPLICATIONS	TRAITEMENTS	INFORMATIONS IDE/AS/AES
• Athérosclérose • AVC L'**espérance de vie** des personnes atteintes de progéria ne dépasse pas aujourd'hui **12–13 ans en moyenne**.	Il n'existe à ce jour **aucun traitement curatif** pour cette maladie. Cependant, des travaux de recherche de l'équipe du Pr Nicolas Lévy ont fait l'objet d'une publication en 2017. Ils ont découvert une molécule capable de diminuer la production de progérine et de la dégrader. Ces travaux ouvrent la voie à de nouveaux essais thérapeutiques. La thérapie génétique, pour empêcher la production de progérine par le gène *LMNA*, est une voie prometteuse.	L'altération des lamines A et C peut être causée par près de 200 mutations du gène *LMNA*. Ces mutations sont responsables d'une dizaine de maladies connues : lipodystrophie-Werner atypique, dysplasie acromandibulaire, dermopathie restrictive, etc.

(Source : INSERM)

Psoriasis

DÉFINITION	ÉTIOLOGIE	SIGNES CLINIQUES	FACTEURS FAVORISANTS
Le psoriasis est une **maladie inflammatoire chronique de la peau**. Cette pathologie touche environ 2 % de la population française et beaucoup de personnes atteintes ont entre 20 et 40 ans.	Un **dérèglement immunitaire** va provoquer : • une inflammation chronique et exagérée de la peau • une surproduction de **kératinocytes** immatures au niveau de la couche cornée de l'épiderme (**hyperkératose**)	**Poussées d'intensités variables** entrecoupées de rémissions d'intensités variables également **Plaques rouges** avec des **squames blanches** (coudes, avant-bras, genoux, bas du dos, cuir chevelu, ongles, etc.)	• Prédisposition génétique (forme familiale dans 30 % des cas) • Frottements • Stress • Modifications climatiques • Infection • Alcool • Médicaments

COMPLICATIONS	TRAITEMENTS	INFORMATIONS IDE/AS/AES
En général bénin, le psoriasis peut, dans **20 % des cas**, devenir **sévère** avec : • des plaques très étendues sur le corps • des arthralgies (rhumatisme psoriasique) • une atteinte généralisée **Comorbidité :** syndrome métabolique	**Il n'existe pas à ce jour de traitement pour guérir le psoriasis**, mais il existe des traitements pour en réduire les symptômes : • **pommades anti-inflammatoires** en première intention (à base de cortisone ou de vitamine D) • si nécessaire, **traitements par voie orale** (méthotrexate, etc.), **ultraviolet** sous contrôle médical Si le psoriasis est résistant à ces traitements, la **biothérapie** est indiquée. Les résultats sont remarquables, mais de nombreux **effets indésirables** (souffrance hépatique, immunodépression, etc.) sont possibles.	Le psoriasis, notamment dans sa forme sévère, peut engendrer des **répercussions sociales et professionnelles importantes**. Dans 30 à 40 % des cas, il provoque un état dépressif.

(Source : INSERM)

Pyélonéphrite aiguë simple

DÉFINITION	ÉTIOLOGIE	SIGNES CLINIQUES	FACTEURS DE RISQUE
Infection bactérienne au niveau du haut appareil urinaire. La pyélonéphrite ne concerne généralement qu'un côté, soit un rein et l'uretère associé.	Aggravation d'une cystite : l'infection progresse par voie ascendante de la vessie vers un uretère puis le rein associé Peu fréquent : bactériémie	Pyrexie **Douleurs au niveau de la fosse lombaire, unilatérale,** spontanée ou à la palpation Signes fonctionnels urinaires (voir *Cystite aiguë (simple)* et *Cystite aiguë à risque de complications*) Parfois : • nausées, vomissements • diarrhées Chez le nouveau-né et le nourrisson, les signes peuvent être trompeurs (altération de l'état général, troubles digestifs, etc.).	**FDR de complication :** • anomalie organique ou fonctionnelle de l'arbre urinaire • grossesse • immunodépression grave • IR sévère • sujet âgé ≥ 75 ans ou moins en fonction des critères de Fried

COMPLICATIONS	EXAMENS/TRAITEMENTS	RÔLE IDE
Pyélonéphrite aiguë obstructive Néphrite Abcès rénal Bactériémie	BU Si positive : **ECBU** ± échographie rénale si la douleur est importante ± uroscanner/ECBU de contrôle/hémocultures si évolution défavorable malgré le traitement Un bilan biologique incluant CRP et créatinine n'est nécessaire qu'en cas de risque de complication. Traitement : **antibiothérapie** en ambulatoire, **probabiliste puis documentée** dès réception de l'antibiogramme	L'**observance du traitement antibiotique** est importante pour éviter la survenue de complication. Si la personne n'est pas compliante vis-à-vis de son traitement ou si des vomissements empêchent toute prise per os, une hospitalisation peut s'avérer nécessaire.

(Source : HAS/AFU)

Rhinite allergique

DÉFINITION	ÉTIOLOGIE	SIGNES CLINIQUES	FACTEURS FAVORISANTS
La rhinite allergique est une **allergie respiratoire**. Elle touche **25 % de la population française**.	La rhinite allergique est provoquée par l'**exposition à des allergènes**, notamment : • acariens • pollens • chats (en fait leur salive qui se retrouve sur leurs poils) Il existe une **prédisposition génétique**.	• Éternuements • Écoulement et obstruction nasale • Rougeurs de l'œil • Larmoiements	• Exposition à la poussière et/ou aux acariens (hygiène du domicile) • Période de pollinisation • Exposition aux chats ou à leur salive

COMPLICATIONS	EXAMENS	TRAITEMENTS
En principe relativement bénigne, la rhinite allergique peut, **dans ses formes sévères**, être un véritable **handicap** et avoir un **retentissement social et professionnel**.	**Enquête cutanée allergologique** chez un médecin allergologue : des allergènes sont mis en contact du sang sur l'avant-bras Éventuellement, **test biologique sanguin** pour détecter des immunoglobulines de type E (**IgE** ; anticorps spécifiques de la réponse allergique)	**Éviction allergénique :** • limiter la chaleur et l'humidité dans les pièces pour ne pas favoriser la prolifération des acariens • aération, éviction des moquettes, tissus anti-acariens, etc. • fermer les fenêtres en fin d'après-midi quand la densité pollinique est la plus forte • Se laver les cheveux régulièrement car ils « récoltent » le pollen, etc. **Traitement médicamenteux :** • en première intention les antihistaminiques H_1 • corticothérapie par voie nasale si besoin **Désensibilisation** par exposition quotidienne pendant 3 à 5 ans à des allergènes par voie SC/sublinguale, etc.

(Source : INSERM)

Saturnisme

DÉFINITION	ÉTIOLOGIE	SIGNES CLINIQUES
Le saturnisme correspond à une **exposition excessive** des individus **au plomb**. Une concentration **supérieure ou égale à 50 µg** par litre de sang est à déclaration obligatoire. En France, le pourcentage d'enfants atteignant ce seuil est de 2 %.	Le plomb n'ayant aucun rôle physiologique, **toute trace dans l'organisme témoigne d'une contamination**. Il s'accumule dans le **squelette à 94 %** où il peut rester longtemps, sa demi-vie étant de 10 ans.	Anorexie, constipations, vomissements, douleurs abdominales chroniques, etc. **Chez l'enfant :** • diminution des performances cognitives et sensorimotrices • altération du développement staturopondéral, sexuel, du comportement et de l'acuité auditive **Chez la femme enceinte :** altération du développement fœtal et du déroulement de la grossesse **Chez les adolescents et les adultes :** augmentation du risque de maladie rénale chronique et d'hypertension artérielle, diminution de la fertilité masculine

FACTEURS DE RISQUE	COMPLICATIONS	EXAMENS	TRAITEMENTS
• **Peintures au plomb** dans **l'habitat ancien** • Fréquentation de sites industriels rejetant ou ayant rejeté du plomb • **Eau contaminée** par des canalisations au plomb dans l'habitat ancien • Activités comme la rénovation de vitraux, la fabrication de munitions	À savoir : **aucun seuil de non-toxicité n'a pu être défini**. En cas de plombémie supérieure à 1 000 µg/l, le décès est possible chez l'enfant. Chez l'adulte, pour une concentration équivalente, une **encéphalopathie** est possible.	Mesure du plomb présent dans le sang ou **plombémie** Un niveau atteignant les 50 µg/l déclenche une **enquête environnementale** permettant d'identifier l'origine de l'intoxication.	La réduction de la plombémie passe par l'**éviction des sources d'exposition**. Si la plombémie dépasse les 450 µg/l, un **traitement chélateur** est administré en urgence pour favoriser l'**élimination du plomb par les urines**.

(Source : INSERM)

Schizophrénie

DÉFINITION	SIGNES CLINIQUES	FACTEURS DE RISQUE	COMPLICATIONS
La schizophrénie est une **maladie psychiatrique chronique** évoluant par phases aiguës. En France, cette pathologie concerne **600 000 personnes**. Elle se déclare le plus souvent entre 15 et 25 ans.	**Symptômes positifs :** • paranoïa • mégalomanie • idées délirantes • hallucinations sensorielles **Symptômes négatifs :** appauvrissement affectif et émotionnel **Désorganisation de la pensée**, des paroles, des émotions, etc.	Des **facteurs génétiques et environnementaux** engendrent une plus grande **vulnérabilité :** • problème de **développement cérébral**, notamment pendant la grossesse • consommation de **cannabis** en période de maturation cérébrale • milieu urbain (stress, etc.)	Les difficultés sociales engendrées par la maladie majorent le risque de **dépression**. La moitié des personnes schizophrènes font au moins **une tentative de suicide** et 10 % en meurent.

EXAMENS	TRAITEMENTS
Le diagnostic de schizophrénie est posé par le **médecin psychiatre** après l'**examen clinique** et l'**anamnèse**. La recherche de **prodromes** (absentéisme scolaire, malaise social, angoisses, etc.) permet d'**anticiper** certaines **transitions psychotiques**.	Le traitement est essentiellement **symptomatique**. Les **antipsychotiques** ont révolutionné les soins en permettant la réinsertion sociale et professionnelle des personnes. Ils sont efficaces vis-à-vis des **symptômes positifs** de la maladie. Ils demandent cependant une bonne **observance** sur le long terme. La **stimulation magnétique transcrânienne** peut permettre de réduire les hallucinations. L'**électroconvulsivothérapie** peut être indiquée dans les formes sévères ou résistantes de la maladie. La **réhabilitation cognitive** consiste à repérer les composantes cognitives altérées (exécution, mémorisation, etc.) et à trouver des solutions pour contourner ces troubles. Les **thérapies cognitivo-comportementales** abordent les dimensions émotionnelles (stress, repli sur soi, etc.), sociales (motivation à aller vers les autres par ex.) ou médicales de la maladie.

(Source : INSERM)

Sclérose en plaques (SEP)

DÉFINITION	ÉTIOLOGIE	SIGNES CLINIQUES	FACTEURS DE RISQUE
La sclérose en plaques est une **maladie neurodégénérative** du système nerveux central (SNC). Elle touche 3 femmes pour 1 homme et débute entre 20 et 30 ans dans 70 % des cas. En France, sa prévalence est de 80 000 personnes. Les poussées inflammatoires font apparaître des plaques visibles à l'IRM.	C'est une maladie **auto-immune**. Le système immunitaire s'attaque à la gaine de myéline qui entoure les axones et qui permet la conduction saltatoire de l'influx nerveux. Puis l'axone lui-même est attaqué et le neurone meurt.	**Troubles moteurs :** • faiblesse musculaire • jambe qui se dérobe • pied qui accroche, etc. • spasticité **Troubles visuels :** névrite optique rétrobulbaire **Troubles sensitifs :** • fourmillements • sensation de ruissellement **Troubles vésicosphinctériens**	L'hérédité ne semble jouer aucun rôle. En revanche, il doit exister une **prédisposition génétique** aux risques auto-immuns. **Facteurs environnementaux :** • manque d'ensoleillement, • carence en vitamine D Le **tabagisme** actif et passif semble également être impliqué.

COMPLICATIONS	EXAMENS	TRAITEMENTS	RÔLE IDE
La SEP, essentiellement récurrente-rémittente (**SEP-RR,** 85 % des cas), évoluant par poussées, peut se transformer en une forme secondairement progressive avec une inflammation continue (**SEP-SP**, 50 % des SEP-RR). Il existe une forme progressive primaire (**SEP-PP,** 15 % des cas).	Critères diagnostiques de McDonald : • nombre de poussées • nombre de lésions • existence d'une inflammation du SNC **L'IRM est l'examen clé.** La ponction lombaire renseigne sur des signes d'inflammation dans le liquide céphalorachidien (LCR) ou liquide cérébrospinal (LCS).	Recherche d'un foyer infectieux avant la mise en place d'une **corticothérapie** Suivi neurologique à 4 semaines du traitement **Kinésithérapie** Traitements symptomatiques de la douleur, etc. **Traitement de fond :** • immunomodulateurs en 1re intention (interférons bêta, acétate de glatiramère, etc.), • immunosuppresseurs en 2e ligne	**Information** de la personne sur sa maladie et ses retentissements Repérer les **effets indésirables** des traitements et les symptômes des poussées **Prévenir les troubles anxiodépressifs par l'écoute active, etc.**

(Source : Revue *Soins*)

Sclérose latérale amyotrophique (SLA)

DÉFINITION	ÉTIOLOGIE	SIGNES CLINIQUES	FACTEURS DE RISQUE
La SLA, ou **maladie de Charcot**, est une pathologie neurologique dégénérative. L'âge moyen du diagnostic se situe vers 60 ans, mais tous les âges adultes sont représentés.	Mis à part les **formes héréditaires** qui concernent 10 % des cas, les causes des **formes sporadiques** sont encore largement inconnues. Elles seraient **multifactorielles**. Il y a une mort progressive des motoneurones mais **les fonctions intellectuelles sont préservées**.	**Association des signes suivants :** • fatigue • essoufflement • fasciculations • spasticité • amyotrophie • perte de poids **Point particulier :** les muscles oculomoteurs, cardiaque, intestinaux, et de la vessie sont préservés.	Professions au contact de solvants (tanneur, etc.) L'activité physique intense est souvent associée à un risque plus important (la maladie touche en effet des footballeurs professionnels ou des marathoniens). Affections associées : HTA et hypercholestérolémie

COMPLICATIONS	EXAMENS	TRAITEMENTS	RÔLE IDE
Paralysie progressive de l'ensemble des muscles du corps : • 4 membres • troubles de la déglutition • perte de la voix • enfin paralysie des muscles ventilatoires **La médiane de survie après le diagnostic est de 3 ans.**	**Diagnostic par élimination** avec : • examen neurologique et clinique • électromyographie (EMG) • bilan biologique • IRM ± ponction lombaire	Le **riluzole** est le seul traitement disponible actuellement. Il permet, **associé à l'accompagnement pluridisciplinaire**, un prolongement de la vie de 12 mois environ. Mise en place d'une ventilation non invasive (VNI) Progressivement : • gastrostomie • trachéotomie, etc.	**ETP** concernant la maladie, son **évolution** et son traitement Orientation vers un **centre de référence** **Suivi des troubles** : • nutritionnels • de décubitus (risque de phlébites, de lésions cutanées)

(Source : Revue *Soins*)

Shigellose

DÉFINITION	ÉTIOLOGIE	SIGNES CLINIQUES
La shigellose, ou **dysenterie bacillaire**, est une maladie **inflammatoire aiguë de l'intestin, grave** et souvent **meurtrière**, notamment pour les jeunes enfants. Cette maladie est surtout présente dans les pays de la **ceinture tropicale** où elle est **endémique** toute l'année.	La shigellose est provoquée par des **bactéries** appelées **shigelles**. La transmission se fait par **voie féco-orale** : contamination des mains puis introduction par la bouche d'agents pathogènes d'origine fécale. La bactérie synthétise des protéines qui **bloquent la réponse immunitaire** de l'hôte. La **prolifération bactérienne** dans les cellules épithéliales intestinales et la muqueuse rectocolique provoque une **inflammation intense** et une **destruction tissulaire**.	Après une **incubation brève :** • pyrexie • douleurs abdominales • vomissements • épreintes • diarrhées importantes, souvent sanglantes

FACTEURS DE RISQUE	COMPLICATIONS	TRAITEMENTS
Eau et aliments contaminés Présence de mouches qui véhiculent les shigelles Facteurs culturels : poignées de mains pour se saluer qui favorisent la transmission interhumaine, etc.	**Complications aiguës :** • hypoglycémie • déshydratation • insuffisance rénale aiguë • occlusion intestinale • péritonite • bactériémie **Complications chroniques** chez l'enfant : malnutrition et retard staturopondéral	En 1re intention : **antibiothérapie et réhydratation** (la réhydratation seule peut suffire mais la guérison sera plus longue) Dans la mesure où des **résistances aux antibiotiques** apparaissent, des **mesures préventives** fondées sur le développement de l'hygiène (lavage des mains, approvisionnement en eau potable, etc.) sont fondamentales mais difficiles à mettre en place (croissance démographique, urbanisation, etc.).

(Source : INSERM)

Spondyloarthrites

DÉFINITION	ÉTIOLOGIE	SIGNES CLINIQUES
Rhumatismes inflammatoires chroniques qui touchent 0,3 % de la population. Les spondyloarthrites regroupent plusieurs pathologies : • la spondylarthrite ankylosante • le rhumatisme psoriasique • les arthrites réactionnelles • les spondyloarthrites des entérocolopathies inflammatoires	**Mal connue et certainement polyfactorielle :** • facteurs génétiques (présence du gène *HLA B27* par ex., mais tous les patients ne sont pas porteurs du gène, et inversement tous les porteurs ne seront pas atteints) • facteurs environnementaux (tabagisme notamment) • facteurs psychologiques (stress ou traumatisme psychologique) • facteurs infectieux (entraînant des inflammations réactionnelles)	Douleurs de **rythme inflammatoire** : • dérouillage matinal • douleurs nocturnes Pouvant toucher les **enthèses** axiales (articulations sacro-iliaques, colonne vertébrale, mais aussi région antérieure du thorax) et/ou périphériques (hanches, genoux, tendon d'Achille, aponévrose plantaire), ou une articulation, surtout des membres inférieurs (arthrite) Possible inflammation : • des intestins (MICI – maladie de Crohn, RCH) • de l'œil (uvéite) • de la peau (psoriasis)

COMPLICATIONS	EXAMENS	TRAITEMENTS
Formations d'**enthésophytes** Pouvant entraîner une **ankylose** avec des douleurs de **rythme mécanique** (pas de douleur nocturne, mais lors des efforts physiques) et positions vicieuses (dos courbé) Possible détérioration des articulations sur le long terme Possibles atteintes cardiaques ou pulmonaires Possible ostéoporose	Recherche du gène *HLA B27* IRM des sacro-iliaques pour objectiver l'inflammation Échographie pour objectiver l'inflammation des enthèses périphériques ± scanner et radiographie pour évaluer les séquelles (entésophytes, syndesmophyte, érosion articulaire)	**Traitement symptomatique** antidouleur et anti-inflammatoire : • AINS ± antalgiques ± corticoïde si mauvaise tolérance ou inadéquation des AINS **Traitement de fond** pour stopper l'évolution de la maladie : • méthotrexate (Novatrex®) par ex., à prendre une fois par semaine. La prise d'acide folique (vitamine B9) limite les effets indésirables – méthotrexate et acide folique doivent être pris un jour différent • biothérapies (très efficaces mais augmentent le risque infectieux et parfois mal tolérées)

(Sources : HAS/INSERM/SFR)

Surdité

DÉFINITION	ÉTIOLOGIE	SIGNES CLINIQUES	FACTEURS DE RISQUE
La surdité est une **perte auditive** de **sévérité variable**. Elle est classée selon **4 stades** : légère, moyenne, sévère, profonde. Elle peut être **innée** ou **acquise** et atteint 0,25 % des nouveau-nés, 6 % des 15–24 ans, 65 % des plus de 65 ans.	Les trois quarts des surdités affectant les nouveau-nés sont d'**origine génétique**, avec une **malformation de l'oreille**. Lorsqu'elle est acquise, la surdité est la conséquence de dommages **irréparables** aux **cellules ciliées** de l'**oreille interne**.	Les surdités acquises sont souvent accompagnées d'**acouphènes** qui peuvent être très invalidants. Il existe des difficultés à suivre une conversation avec un bruit de fond.	• Traumatismes acoustiques : concert, boîte de nuit, outils électriques, etc. • Certains médicaments : antibiotiques ou chimiothérapies ototoxiques • Maladies : otites chroniques par ex. • Accidents (de plongée par ex.) • Âge : presbyacousie

COMPLICATIONS	EXAMENS/TRAITEMENTS	INFORMATIONS IDE/AS/AES
• **Retard** ou absence **d'apprentissage** du **langage oral** • Développement socio-affectif et cognitif, apprentissages scolaires de l'enfant perturbés • Déclin cognitif chez les plus de 65 ans	L'audiométrie tonale et vocale, les otoémissions acoustiques et les potentiels évoqués auditifs automatisés permettent d'objectiver un trouble de l'audition. Le traitement vise à rétablir ou à augmenter l'intensité des vibrations parvenant à l'oreille interne, ou à corriger l'anomalie à l'origine de la surdité : appareils auditifs, implants, parfois associés.	La **prévention des troubles auditifs acquis** est fondamentale. Au niveau professionnel, la législation du travail donne des seuils de tolérance. Au niveau individuel, sensibilisation sur le risque d'une écoute musicale trop immersive, etc. Il existe une grande **variabilité individuelle** concernant la vulnérabilité au bruit. Tout traumatisme sonore doit s'accompagner dans les heures qui suivent d'une **mise au repos** des oreilles (bouchons antibruits) car celles-ci sont alors plus vulnérables.

(Source : INSERM)

Syndrome d'apnées du sommeil (SAS)

DÉFINITION	ÉTIOLOGIE	SIGNES CLINIQUES	FACTEURS DE RISQUE
Le syndrome d'apnées du sommeil (SAS), aussi appelé syndrome d'apnées-hypopnées obstructives du sommeil (SAHOS), est caractérisé par **des pauses ventilatoires non conscientes** pendant le sommeil d'une durée de 10 secondes ou plus et se répétant au moins 5 fois par heure.	Le SAS est dû au **relâchement des muscles du pharynx**. Cela provoque l'**affaissement du conduit** et engendre **ronflements** au début puis **apnées** lorsque l'obstruction est complète.	• Fatigue chronique • **Somnolence diurne** • Difficultés de concentration • Difficultés de mémorisation • Irritabilité • Troubles de la libido • Sommeil agité, etc.	• **Âge :** le vieillissement est associé à une perte de souplesse des voies aériennes supérieures. • **Obésité** : des dépôts graisseux rétrécissent les voies aériennes. • **Sexe :** les hommes sont deux fois plus touchés que les femmes.

COMPLICATIONS	EXAMENS	TRAITEMENTS
Les micro-réveils inconscients, nécessaires pour réactiver le tonus des muscles du pharynx et par conséquent la perméabilité à l'air du conduit, conduisent à une somnolence diurne. Cela augmente la probabilité de survenue d'**accident domestique,** d'**accident de la voie publique (AVP)** ou d'**accident du travail**. Le SAS **augmente le risque cardiovasculaire** par : • l'activation du système nerveux sympathique • un effort cardiaque accru • des mécanismes inflammatoires qui engendrent un stress oxydatif sur les cellules	**Polygraphie ventilatoire nocturne** **Polysomnographie** (examen beaucoup plus complet que le précédent)	En cas d'obésité ou de surpoids, la première mesure consiste en une **perte de poids** (activités physiques adaptées, alimentation moins grasse et moins sucrée, etc.). Appareillage pour une **ventilation en pression positive continue**

(Source : INSERM)

Syndrome de Rett

DÉFINITION	ÉTIOLOGIE	SIGNES CLINIQUES
Le syndrome de Rett est une maladie **génétique rare** qui affecte le développement du système nerveux central. Ce syndrome touche 1 naissance sur 10 000 ou 15 000 et concerne **presque exclusivement les filles**.	La maladie est provoquée par la présence d'un gène mutant sur le **chromosome X** : le gène ***MECP2***. C'est une **néomutation**, c'est-à-dire non présente chez le père ou la mère. Dans 5 % des cas, la mutation est absente et l'étiologie inconnue.	**Régression rapide des acquis** après un développement normal de 6 à 18 mois : • perte du langage • perte de la marche • perte de la coordination des mouvements • perte de l'intérêt pour les interactions sociales • ne suit pas les autres du regard • stéréotypie manuelle (On retrouve des **signes autistiques** ; le syndrome de Rett a longtemps été considéré comme une forme d'autisme.) Puis phase de stabilisation

COMPLICATIONS	EXAMENS	TRAITEMENTS
Multiples et **raccourcissant l'espérance de vie :** • troubles respiratoires (hyperventilation suivie d'apnées) • troubles cardiovasculaires • troubles de la déglutition • troubles nutritionnels • crises d'épilepsie • scoliose	Le **diagnostic** repose sur la **clinique** et sur des **tests génétiques** pour rechercher le gène mutant.	Une prise en charge **pluridisciplinaire** des symptômes permet aux personnes atteintes de vivre plusieurs dizaines d'années. **Traitements symptomatiques** des manifestations respiratoires, cardiovasculaires et des crises convulsives. Bien que le syndrome de Rett ne concerne que 30 à 40 enfants chaque année, la recherche de nouveaux traitements est très active, permettant d'espérer à terme une thérapie génique.

(Source : INSERM)

Thrombose veineuse

DÉFINITION	ÉTIOLOGIE	SIGNES CLINIQUES	FACTEURS DE RISQUE
Sténose ou occlusion d'une veine profonde (thrombose veineuse profonde [TVP]/phlébite) ou superficielle (thrombose veineuse superficielle/ paraphlébite) par un **thrombus**. La TVP touche environ **70 000 personnes chaque année** en France.	Le rétrécissement de la lumière de la veine est provoqué par la formation d'un **thrombus** (un caillot de sang) au niveau d'une **valvule**. Une **stase veineuse** et/ou une **hypercoagulabilité du sang** en sont la principale cause.	Parfois, la thrombose est asymptomatique et le thrombus va se résorber spontanément grâce à la fibrinolyse. **Paraphlébite :** varice douloureuse au niveau des veines saphènes **Dans le cas d'une TVP :** • chaleur/coloration locale violacée • œdème/douleurs • absence de ballottement du mollet • légère pyrexie	**Triade de Virchow :** • stase veineuse : insuffisance veineuse, IC, immobilité des MI (alitement, position assise prolongée, etc.) • altération de l'endothélium veineux : chirurgie, traumatisme, implants, etc. • hypercoagulabilité du sang : thrombophilie constitutionnelle, contraceptif hormonal grossesse, tabagisme, obésité, cancer, etc.

COMPLICATIONS	EXAMENS	TRAITEMENTS
Thrombose veineuse superficielle : • dermite ocre • ulcère variqueux • risque de TVP • La TVP peut se compliquer d'une **embolie pulmonaire** – responsable en France d'environ 15 000 décès par an – provoquée par la migration du thrombus dans la veine cave, le cœur droit puis l'artère pulmonaire. **Maladie post-thrombotique**	Recherche d'**antécédents personnels ou familiaux** de thromboses veineuses ou d'embolies pulmonaires Ponction veineuse pour dosage des **D-dimères** Ce dosage a une forte valeur prédictive négative. S'il est positif, une échographie Doppler est nécessaire pour établir le diagnostic.	**Prévention de la stase veineuse :** • port de chaussettes ou bas de contention adaptés (taille et classe de contention). Ils sont également utiles sur les vols long-courriers, pour les déplacements en bus ou en voiture de plusieurs heures, etc. • activité physique (marcher dans l'avion pour favoriser la circulation sanguine, etc.) • éviter le chauffage au sol et les stations debout prolongées sans mouvement **Traitement curatif** par fondaparinux ou HBPM injectable avec relais par anticoagulant oral **Thrombolyse** si nécessaire par injection d'un fibrinolytique Un **traitement chirurgical** peut être envisagé pour fragmenter et aspirer le thrombus.

(Source : INSERM/FFC/ameli.fr)

TOC (troubles obsessionnels compulsifs)

DÉFINITION	ÉTIOLOGIE	SIGNES CLINIQUES	FACTEURS DE RISQUE
Les TOC font partie des **troubles anxieux** et touchent **au moins 2 à 3 %** de la population. Dans 65 % des cas, la maladie se déclare avant l'âge de 25 ans. Elle touche indifféremment les hommes et les femmes.	Elle est mal connue. Cependant, un dysfonctionnement de certains neuromédiateurs, comme la sérotonine ou la dopamine, et une hyperactivité de certaines zones cérébrales ont été mis en évidence.	Présence, simultanée ou non, d'apparition progressive : • d'**obsessions** (idées envahissantes, liées à des thèmes précis – hygiène, rangement, etc. – et provoquant une forte anxiété) • et de **compulsions** (rituels : lavages de mains excessifs, alignement de tous les objets, prières, etc., dont le but est de diminuer l'anxiété) Monopolisent l'attention de la personne **au moins une heure par jour**	**Facteurs génétiques :** l'existence de TOC dans le cercle familial augmente le risque sans être un facteur déclenchant **Facteurs déclenchants :** traumatismes ou stress importants dans 30 % des cas

TOC (troubles obsessionnels compulsifs)

COMPLICATIONS	EXAMENS	TRAITEMENTS	INFORMATIONS IDE/AS/AES
Lourd retentissement dans la vie quotidienne de la personne, mais également du cercle familial Dépression, alcoolodépendance, autres troubles anxieux, etc. Échec des traitements classiques (on parle alors de TOC résistant)	Examen clinique par le médecin traitant qui pourra orienter vers un psychiatre ou un psychologue	**Thérapie comportementale et cognitive (TCC)** Antidépresseur ± psychothérapie **TOC résistants :** • stimulation magnétique transcrânienne • stimulation cérébrale profonde • chirurgie lésionnelle pour les TOC les plus sévères	Des soins précoces favorisent une bonne réponse aux traitements et diminuent l'impact de la maladie sur la personne. Il est donc essentiel de repérer tôt un TOC, notamment chez l'enfant. Certains signes peuvent amener à se questionner : • mains abîmées par des lavages fréquents • devoirs souvent raturés • bureau rangé trop soigneusement • chute des résultats scolaires • inattention lors des cours, etc.

(Source : INSERM/Ameli.fr)

Troubles de l'audition

DÉFINITION	ÉTIOLOGIE	SIGNES CLINIQUES	FACTEURS DE RISQUE
La perte d'acuité auditive touche 10 % des Français dont **6 % des 15–24** ans et 65 % des plus de 65 ans. La surdité affecte également 1000 nouveau-nés chaque année.	**Surdité innée :** cause génétique (malformation de l'oreille) **Surdité acquise :** • otite séreuse chronique de l'enfant • otospongiose • maladie de Ménière • médicaments ototoxiques (antibiotiques par ex.) • barotraumatisme (plongée, explosion, etc.) • expositions aux bruits, professionnels ou non, avec atteinte définitive des cellules ciliées de la cochlée • presbyacousie, etc.	Hypoacousie acquise : perte de l'acuité auditive brutale ou progressive, touchant une ou deux oreilles ± acouphènes ± vertiges Signes comportementaux : • chez l'enfant : pas d'interaction hors de son champ visuel, isolement et/ou agitation, etc. • incapacité de suivre une conversation dans le bruit, etc.	**Exposition aux bruits d'origine professionnelle :** • tirs d'arme à feu • moteur de moto, de voiture, d'avion, etc. • BTP : marteau-piqueur, etc. Et **non professionnelle :** • concert, *rave party*, boîtes de nuit, certaines salles de cinéma • casques audio et oreillettes qui nécessitent un réglage fin du volume sonore

COMPLICATIONS	EXAMENS	TRAITEMENTS	INFORMATIONS IDE/AS/AES
Troubles de l'acquisition du langage Échec scolaire Isolement social Déclin cognitif chez les personnes âgées	Dépistage néonatal de la surdité par otoémissions acoustiques (OEA) Bilan auditif par le pédiatre Bilan ORL Audiométrie tonale et vocale ± mesure des potentiels évoqués auditifs (PEA) ± scanner/IRM	Ablation d'un bouchon de cérumen (qui peut être lié à l'utilisation de cotons-tiges) chez le médecin traitant ± prothèses auditives ± implant d'oreille moyenne ou cochléaire (parfois association d'une prothèse et d'un implant) ± chirurgie des tympans ou des osselets de l'oreille moyenne	L'**intensité** du bruit mais aussi la **durée de l'exposition** sont à prendre en compte pour éviter un traumatisme sonore. Il ne faut pas hésiter à porter des bouchons antibruit en boîte de nuit ou dans certains cinémas et les retirer dans un endroit calme pour éviter une exposition brutale. **À retenir :** après un traumatisme sonore, les oreilles sont momentanément plus sensibles au bruit ; il faut éviter toute nouvelle exposition et consulter son médecin.

(Source : INSERM/ameli.fr)

Troubles du rythme cardiaque

DÉFINITION	ÉTIOLOGIE	SIGNES CLINIQUES	FACTEURS DE RISQUE
Anomalie de l'**activité électrique du cœur** qui bat alors : • soit trop lentement (bradycardie) • soit trop vite (tachycardie) • soit de manière anarchique (arythmie)	Dysfonctionnement du **nœud sinusal** situé sur l'oreillette droite provoquant • bradycardie • ou fibrillations atriales Tachycardie sinusale liée au stress (bénin) Tachycardie jonctionnelle paroxystique (syndrome de Bouveret) par dysfonctionnement au niveau du **nœud auriculoventriculaire**, etc.	**Bradycardie** avec possibles : • asthénie • essoufflement • lipothymie voire syncope **Tachycardie** avec : • essoufflement ± étourdissements ± syncope ± IC ± douleur rétrosternale • possible arrêt cardiaque avec une tachycardie ventriculaire	• Âge avancé • Stress intense • Pyrexie importante • Excès de café, d'alcool et d'autres drogues • Troubles hydroélectrolytiques qui peuvent être liés à une IRC • Hyperthyroïdie • HTA • Maladie athéromateuse (le nœud sinusal est irrigué par l'artère du nœud sinusal, elle-même dérivée d'une artère coronaire) • Valvulopathie • Cicatrice d'IDM, fibrose

COMPLICATIONS	EXAMENS	TRAITEMENTS	INFORMATIONS IDE/AS/AES
La stagnation du sang dans les oreillettes lors d'une **fibrillation atriale** (surtout l'OG), peut provoquer la formation d'un thrombus susceptible d'obstruer une artère cérébrale (risque d'AVC). La **fibrillation ventriculaire** est une urgence vitale nécessitant une intervention dans les 5 minutes (massage cardiaque et chocs électriques externes).	**ECG de repos** ± ECG ambulatoire si trouble du rythme ponctuel ± ECG d'effort ± exploration électrophysiologique (examen invasif sous AL ou AG)	**Anti-arythmiques** ± anticoagulants ± correction d'autres troubles cardiovasculaires associés (HTA, etc.) Cardioversion électrique : • d'urgence • programmée en ambulatoire, sous AG Technique d'ablation par courant de haute fréquence sous AL Pose de SCI ou DAI	La pose d'un SCI ou d'un DAI nécessite certaines précautions : • les IRM sont interdites • les plaques à induction ne doivent pas être utilisées • ne pas rester au niveau des portiques antivols des magasins • toujours avoir sur soi sa carte de porteur d'un dispositif médical • prévenir les professionnels de santé avant tout examen

(Source : FFC)

Troubles du sommeil

DÉFINITION	ÉTIOLOGIE
20 à 30 % de la population se plaint de **troubles du sommeil**. Ces troubles regroupent : • les insomnies • la narcolepsie • les parasomnies • le syndrome des jambes sans repos • le syndrome d'apnées du sommeil (SAS), encore appelé syndrome d'apnées-hypopnées obstructives du sommeil (SAHOS)	**Insomnies :** prédisposition génétique, facteur déclenchant (stress, dépression, etc.), facteur de chronicisation **Narcolepsie :** perte de certains neurones par un mécanisme auto-immun **Parasomnies :** forte prédisposition génétique **Syndrome des jambes sans repos :** prédisposition génétique, carence en fer et/ou en dopamine **Syndrome d'apnées du sommeil :** obstruction des voies respiratoires par le relâchement des muscles du pharynx. Cela provoque des micro-réveils inconscients qui nuisent à la qualité du sommeil.

SIGNES CLINIQUES	COMPLICATIONS
Insomnie sévère : difficultés d'endormissement et/ou réveils nocturnes plusieurs jours par semaine pendant plusieurs mois **Narcolepsie :** endormissement incontrôlable, attaque de cataplexie, hallucinations **Parasomnies :** comportements anormaux durant le sommeil, somnambulisme **Syndrome des jambes sans repos :** besoin impératif de bouger nuisant à l'endormissement et au sommeil **Syndrome d'apnées du sommeil :** micro-réveils inconscients, fatigue chronique	**Somnolence diurne excessive** favorisant les accidents domestiques ou de la voie publique Risque de **consommation excessive de benzodiazépines**, pouvant entraîner une accoutumance La **privation chronique de sommeil** pourrait expliquer en partie l'augmentation de l'**obésité** et du **diabète de type 2** au sein de la population par dérèglement des mécanismes de l'appétit. La **qualité du sommeil** joue un rôle sur la **réponse immunitaire**. Le **manque de sommeil** peut entraîner des **troubles de l'apprentissage**.

(Source : INSERM)

Tuberculose

DÉFINITION	ÉTIOLOGIE	SIGNES CLINIQUES	FACTEURS DE RISQUE
On distingue l'**infection tuberculeuse latente** (ITL) et la **tuberculose maladie** (TM), dont la **forme pulmonaire**, la plus fréquente, est **contagieuse**. Des formes extrapulmonaires, non contagieuses, sont également possibles (osseuses, rénales, cérébrales, etc.). La maladie provoque 900 décès chaque année en France.	La tuberculose est due au **bacille de Koch (BK)**. Toute **atteinte respiratoire est potentiellement contagieuse** (formes pulmonaire, ORL, pleurale). **La transmission se fait par voie aérienne**, favorisée par la toux et les expectorations.	L'ITL ne présente pas de signe clinique, **n'est pas contagieuse** et la radiographie du thorax est normale. En moyenne, 10 % des ITL basculent vers la TM. Chez l'adulte, la forme pulmonaire de la TM doit être évoquée devant la persistance : • de toux • de dyspnée • d'expectorations • d'hémoptysie • de pyrexie • d'asthénie • de sueurs nocturnes, etc.	• Infection par le VIH • Alcool • Tabagisme • Dénutrition • Situations de précarité (SDF par ex.) • Surpopulation carcérale **Disparités territoriales :** présence plus importante de la maladie en région Île-de-France, en Guyane et à Mayotte

COMPLICATIONS	EXAMENS	TRAITEMENTS	INFORMATIONS IDE/AS/AES
La TM est mortelle dans 45 % des cas en l'absence de traitement. Ce risque est beaucoup plus élevé chez les sujets immunodéprimés (atteints du sida par ex.).	L'IDR à la tuberculine ou le test IGRA peuvent aider au diagnostic d'ITL. Si **suspicion de TM :** • radiographie du thorax • examen cytobactériologique des crachats (ECBC) • recherche de l'ADN du BK par PCR (permet aussi de déceler des souches résistantes) ± examen du liquide gastrique ± fibroscopie bronchique ± examens orientés si forme extrapulmonaire	Le traitement de la TM est une **antibiothérapie** en 2 étapes : • **phase initiale** : 4 antibiotiques pendant 2 mois • **phase de continuation** : 2 antibiotiques pendant 4 mois, voire 9 mois au minimum **si résistance** Un vaccin existe : le BCG. En France, il n'est plus obligatoire depuis 2007.	En France, la TM et l'ITL chez les enfants de moins de 15 ans sont à déclaration obligatoire. Les **souches multirésistantes voire ultrarésistantes** sont de plus en plus fréquentes. L'observance médicamenteuse est donc cruciale mais difficile du fait de la longueur du traitement et des effets indésirables.

(Sources : Revue *Soins*/Santé publique France/INSERM/OMS/ameli.fr)

Urticaire

DÉFINITION	ÉTIOLOGIE	SIGNES CLINIQUES	FACTEURS DE RISQUE
L'urticaire est une **dermatose**. Elle peut être allergique ou non allergique. L'**urticaire non allergique** est la **plus fréquente** et touche 2 % de la population dans sa **forme chronique**.	Libération massive de **médiateurs chimiques** (comme l'histamine) par les **mastocytes** du système immunitaire Ces derniers sont activés par des **allergènes** ou des **stimuli non allergéniques** (chaud, froid, stress, bactéries, médicaments, etc. et même soleil).	• Érythème • Œdème • Prurit **Urticaire allergique :** disparition des lésions dans les 24 heures, sans séquelle **Urticaire non allergique :** certaines poussées peuvent persister des mois	**Antibiotiques** (notamment la pénicilline) et **AINS** (surtout l'aspirine) Les **urticaires médicamenteuses** allergiques sont rares (5 % des cas). Certains **aliments** sont souvent impliqués dans l'urticaire allergique (lait de vache, œufs, poissons, crustacés, arachides, etc.).

COMPLICATIONS	EXAMENS/TRAITEMENTS	RÔLE IDE
L'urticaire allergique est associée à une **activation mastocytaire généralisée**. C'est une crise aiguë qui peut provoquer un **choc anaphylactique** associé ou non à un **œdème de Quincke** et qui nécessite un **avis médical urgent**.	Une consultation spécialisée en **médecine allergologique** permettra de mettre en évidence les allergènes ou les stimuli responsables de l'urticaire. Les **antihistaminiques** sont utilisés en première intention et sont efficaces dans 75 % des cas. Urticaire allergique : sur le long terme, l'**éviction de l'allergène** est recherchée prioritairement. Urticaire non allergique : des **règles hygiéno-diététiques** simples peuvent soulager le patient. Hors contexte hospitalier, il existe des **stylos injecteurs d'adrénaline** utilisables en cas de choc anaphylactique.	Si une personne ingère ou est suspectée d'avoir ingéré un aliment auquel elle est allergique, la prise de **corticoïde per os** avec l'**accord du médecin** (protocole par ex.) peut suffire à éviter une réaction aiguë.

(Source : INSERM)

Valvulopathies

DÉFINITION	ÉTIOLOGIE	SIGNES CLINIQUES	FACTEURS DE RISQUE
Défaillance d'une ou de plusieurs valves du muscle cardiaque qui en compte quatre : **valves tricuspide** et **pulmonaire** dans le CD, **valves mitrale** et **aortique** dans le CG. Cette défaillance peut prendre la forme d'un **rétrécissement** valvulaire avec diminution du flux sanguin, ou d'une **insuffisance** valvulaire lorsque la valve autorise un reflux sanguin.	**Valvulopathies acquises :** • valvulopathies dégénératives, liées au vieillissement • endocardite infectieuse • valvulopathies fonctionnelles, lorsque les valves sont soumises à des contraintes cardiaques spécifiques • rhumatisme articulaire aigu (RAA), provoquant de l'inflammation au niveau des articulations et du myocarde (de plus en plus rare en occident) **Valvulopathies congénitales** (présentes dès la naissance)	Parfois asymptomatique Mais aussi : • dyspnée • troubles du rythme • angor • syncope Une fièvre est présente en cas d'endocardite infectieuse.	• Âge avancé, favorisant une valvulopathie dégénérative • Mauvaise hygiène buccodentaire, qui augmente le risque d'endocardite infectieuse

COMPLICATIONS	EXAMENS	TRAITEMENTS	INFORMATIONS IDE/AS/AES
• Insuffisance cardiaque • Troubles du rythme cardiaque • Risque d'endocardite infectieuse plus élevé • Risque de mort subite en cas de rétrécissement ou d'insuffisance aortique • AVC ischémique ou OAP en cas de rétrécissement mitral • Endocardite infectieuse sur prothèse valvulaire	**Échographie Doppler** cardiaque **transthoracique** (ETT ; examen non invasif) **ECG** **Échographie cardiaque transœsophagienne** (ETO ; sous AL), qui permet une visualisation plus précise des valves cardiaques	• Dilatation d'une valve par un ballonnet dans le cas d'un rétrécissement • Remodelage valvulaire • Pose d'une prothèse mécanique (nécessitant un traitement anticoagulant à vie) ou biologique (d'une durée de vie moindre que la prothèse mécanique)	Le remplacement d'une valve cardiaque ou une valvuloplastie nécessitent une consultation régulière avec le médecin traitant (tous les 2 à 3 mois) et avec le cardiologue (1 à 2 fois par an). Une prothèse mécanique nécessitera des bilans biologiques réguliers pour vérifier l'efficacité du traitement anticoagulant (calcul de l'INR).

(Sources : HAS/FFC)

VIH (infection par le)

DÉFINITION	ÉTIOLOGIE	SIGNES CLINIQUES	FACTEURS DE RISQUE
L'infection par le virus de l'immunodéficience humaine (VIH) concernait environ 172 000 personnes en France en 2016. Malgré les progrès thérapeutiques, **aucun traitement ne guérit** de cette infection. De plus, le **diagnostic** est encore trop souvent **tardif**.	Le VIH utilise les **cellules du système immunitaire** avec marqueurs de surface CD4 pour se répliquer. Cela induit à terme une **immunodéficience** qui conduit au stade **SIDA** (syndrome de l'immunodéficience acquise) et à ses **infections opportunistes**.	La **primo-infection passe inaperçue** dans la majorité des cas. Parfois, 15 à 30 jours après l'infection : • pyrexie • ganglions • éruption cutanée • pharyngite • myalgies	Contact avec le sang, les sécrétions sexuelles, le lait maternel : • rapports sexuels non protégés • personne déjà infectée par une IST (peau et muqueuses lésées) • toxicomanie (échange de seringue, etc.) • transmission mère-enfant (grossesse, accouchement par voie basse, allaitement)

COMPLICATIONS	EXAMENS	TRAITEMENTS	RÔLE IDE
Avec un taux de lymphocytes CD4 < 200/mm³, passage au stade SIDA et apparition de **maladies opportunistes** : • tuberculose • sarcome de Kaposi • toxoplasmose cérébrale, etc. Co-infection par le VHC (toxicomanie) avec accélération de l'évolution de l'hépatite C	• **Dépistage** du VIH par un test sanguin de 4e génération/TROD/autotest • Suivi du nombre de lymphocytes CD4 dans le sang (tant que les **CD4 > 500/mm³ : priorité à l'ETP** pour limiter le risque de mauvaise observance médicamenteuse) • Suivi de la **charge virale** pour apprécier l'efficacité du traitement. Cette charge peut être indétectable aujourd'hui grâce aux multithérapies, ce qui réduit considérablement le risque de transmission.	Les traitements disponibles aujourd'hui agissent sur les différentes phases de réplication du virus. Trois molécules sont utilisées au minimum pour réduire la charge virale. • Prophylaxie pré-exposition pour les populations à haut risque (PrEP) • Prophylaxie post-exposition en cas d'AES	**Le dépistage précoce et l'observance thérapeutique sont les priorités :** une mauvaise observance conduit à une résistance du virus et à un risque d'échec thérapeutique. La chronicisation de l'infection expose à un risque accru de maladies cardiovasculaires (**le VIH est un FDR CV**), de cancer, etc.

(Sources : Revue *Soins*/INSERM/Santé publique France)

Glossaire

(Volontairement succinct, ce glossaire ne se substitue pas à un dictionnaire médical.)

Acidocétose : résulte d'une carence en insuline suivie d'une hyperglycémie. Cela provoque une accumulation de corps cétoniques dans le sang et une diminution du pH sanguin. Peut aboutir au coma acidocétosique susceptible d'être mortel.

Acidose : rupture de l'équilibre acidobasique du sang dont le pH devient inférieur à 7,40.

Acouphène : sensation auditive ne résultant pas d'un stimulus extérieur (bourdonnement, sifflement, etc.).

Acromégalie : maladie provoquée par une surproduction d'hormone de croissance et provoquant, entre autres, une augmentation de la taille des mains, des pieds et une déformation du crâne.

Akinésie : absence de mouvement volontaire.

Allodynie : douleur provoquée par une stimulation non douloureuse.

Alopécie : chute des cheveux

Altération de l'état général : concept flou regroupant en général les « 3A » que sont l'asthénie, l'anorexie, l'amaigrissement, auxquels peuvent s'ajouter algies diffuses, pyrexie ou syndrome inflammatoire, etc. (utiliser de préférence ces mots directement).

Aménorrhée : absence de flux menstruel chez la femme non ménopausée.

Anamnèse : histoire de la maladie, comprenant les antécédents médicaux, les résultats des examens déjà réalisés et les traitements mis en place.

Anaphylaxie : sensibilité exacerbée d'un organisme à un allergène donné.

Anémie : diminution du nombre d'érythrocytes.

Anévrisme : déformation d'une artère, d'étiologie congénitale ou acquise par une hypertension artérielle, créant une zone de faiblesse susceptible de se rompre. Les conséquences peuvent être gravissimes comme pour une rupture d'anévrisme aortique.

Angiogenèse : processus permettant la formation de nouveaux vaisseaux sanguins.

Angiome stellaire : angiome constitué d'un point rouge d'où irradient de multiples télangiectasies.

Angiopathie amyloïde cérébrale : fragilisation des petits vaisseaux sanguins cérébraux par des dépôts de protéines anormales avec pour conséquence un risque d'hémorragies cérébrales.

Angioplastie : remodelage ou réparation d'un vaisseau.

Anhédonie : perte de la sensation de plaisir.

Ankylose : diminution ou suppression des mouvements d'une articulation.

Anorexie : perte ou diminution de l'appétit.

Anosmie : diminution ou perte totale de l'odorat.

Anoxie : arrêt des apports en oxygène d'un ou des tissus.

Antibiogramme : liste créée après un examen cytobactériologique en laboratoire qui indique l'efficacité relative de différents antibiotiques sur la bactérie retrouvée sur le site de l'infection.

Antibioprophylaxie : traitement antibiotique mis en place en prévention d'une infection bactérienne.

Antibiothérapie documentée : traitement antibiotique réalisé en tenant compte des résultats des examens cytobactériologiques.

Antibiothérapie probabiliste : traitement antibiotique commencé avant les résultats d'examens cytobactériologiques, mais fondé sur un faisceau d'éléments orientant vers la bactérie responsable la plus probable.

Anurie : absence de production d'urine.

Aphasie : impossibilité de traduire la pensée par des mots. On distingue notamment l'aphasie de Broca et l'aphasie de Wernicke (les noms correspondent aux aires cérébrales correspondantes).

Aphasie de Broca : la pensée est intacte mais sa traduction en mots est perturbée malgré l'absence de lésion au niveau des organes phonatoires. Le sujet a conscience de son trouble.

Aphasie de Wernicke : la pensée est intacte et les mots trouvent leur chemin sans problème, mais ils sont mal choisis, dénaturant le sens de cette pensée. Le sujet n'a pas conscience de ses troubles.

Apoptose : mort cellulaire programmée.

Apraxie : perte de compréhension de l'usage des objets usuels.

Artériographie : examen utilisant un produit de contraste opaque aux rayons X.

Artérite : lésion artérielle d'origine inflammatoire ou dégénérative pouvant aller jusqu'à l'occlusion.

Arthralgie : douleur articulaire.

Ascite : accumulation de liquide dans la cavité péritonéale.

Astérixis : mouvements lents et irréguliers de flexion et d'extension des poignets.

Asthénie : impression d'épuisement avant tout effort.

Astigmatisme : vision floue de près et de loin.

Asymptomatique : sans symptôme.

Ataxie : trouble de la coordination des mouvements.

Atélectasie : affaissement des alvéoles pulmonaires.

Athérome (plaque d') : amas graisseux qui se développe dans les artères; cela favorise l'agrégation plaquettaire et donc l'apparition de thrombus.

Athérosclérose : rigidité artérielle caractérisée par l'accumulation de plaques d'athérome sur la tunique interne du vaisseau sanguin pouvant aller jusqu'à l'obstruction de ce dernier. (Ne pas confondre avec l'artériosclérose, vieillissement normal des artères.)

Atopie : prédisposition héréditaire à développer une allergie.

Audiométrie tonale : test auditif fondé sur l'écoute d'un son et dont la fréquence et les niveaux sonores varient, permettant l'élaboration d'un graphique appelé « audiogramme ».

Auto-immun(e) : lorsque le système immunitaire est dirigé contre soi (et non contre les cellules étrangères).

Autosomique : qui est lié aux chromosomes somatiques, donc non liés à la détermination du sexe (22 paires chez l'homme).

Bactériémie : présence de bactéries dans le sang.

Basophile : les granulocytes basophiles jouent un rôle important dans la réaction inflammatoire en augmentant la perméabilité des capillaires sanguins (par largage d'histamine) lorsqu'ils sont activés au contacte d'un allergène.

Berger (maladie de) : pathologie multifactorielle caractérisée par une inflammation des glomérules des reins, provoquée par des immunoglobulines A (IgA) anormales.

Binge drinking : pratique consistant à atteindre l'ivresse le plus rapidement possible.

Bradykinésie : ralentissement des mouvements volontaires.

Bradypsychie : ralentissement des idées.

Bronchoconstriction : réduction du diamètre des bronches.

Cachexie : amaigrissement extrême.

Cardiopathie : affection du cœur.

Cataplexie : perte soudaine du tonus musculaire.

Cellules ciliées : environ 15 000 cellules ciliées tapissent chaque cochlée et transforment le son en signal électrique pour le nerf auditif. Tout traumatisme sonore diminue de manière irréversible le capital de départ.

Céphalées : maux de tête.

Chélateur : produit chimique qui capte les ions métalliques pour favoriser leur élimination par les reins.

Cholestérol : variété de stérol présent dans l'organisme. Un taux élevé de LDL cholestérol est associé à une augmentation du risque cardiovasculaire. A contrario, le HDL cholestérol a un effet protecteur.

Chondral(e) : relatif au cartilage. Os sous-chondral :situé sous le cartilage.

Chondrocyte : cellule du cartilage qui en produit la matrice.

Chorée : troubles nerveux caractérisé par des contractions cloniques des muscles responsables de mouvements brusques et involontaires.

Cirrhose : maladie hépatique grave liée à l'accumulation de tissus cicatriciels et de nodules anormaux. Une cirrhose ne régresse pas mais peut se stabiliser.

Cochlée : organe de l'oreille interne contenant les cellules ciliées.

Coma hypoglycémique : peut survenir chez toute personne diabétique traitée par insuline. Le traitement de choix est alors l'injection intramusculaire de glucagon qui peut être pratiquée par l'entourage préalablement formé.

Communication non verbale : domaine de la communication qui n'utilise pas la parole, mais la posture, la gestuelle, les expressions faciales, etc. La communication verbale et celle non verbale sont utilisées ensemble, consciemment ou non. Une absence de congruence entre le verbal et le non-verbal sera considérée selon le contexte comme désagréable ou suspicieuse.

Comorbidité : trouble associé à une pathologie.

Coronaires : vaisseaux sanguins irriguant le muscle cardiaque.

Craving : besoin compulsif de consommer un produit.

Cryptogénique : cause suspectée mais cachée.

Cystite : infection urinaire basse.

Cytokine : protéine d'action locale produite par une cellule et allant se fixer sur une autre cellule. (Ne pas confondre avec les hormones agissant à distance.)

Décubitus : se dit d'un corps reposant sur un plan horizontal.

Décubitus (complications de) : risques de thromboses veineuses; risque d'apparition d'escarres; risque de constipation par diminution du péristaltisme intestinal; risque de désadaptation du myocarde à l'effort et de fonte musculaire; risque d'infection urinaire; risque de reflux gastro-œsophagien; risque de stase bronchique, etc.

Dégénérescence maculaire liée à l'âge : perte de la vision centrale (la vision périphérique est préservée) par atteinte d'une partie de la rétine, la macula.

Diplopie : vision double.

Distal(e) : éloigné(e) de la racine du membre/de l'organe.

Doppler : examen permettant de connaître le sens et la vitesse du flux sanguin.

Drop attack : chute brutale sans perte de conscience.

Dysarthrie : trouble de la parole.

Dyspnée : difficulté à la ventilation.

Dysthyroïdie : anomalie de la sécrétion thyroïdienne.

Dystonie : troubles du tonus musculaire engendrant des postures anormales.

Dysurie : difficultés à uriner.

Ecchymose : coloration rouge violacé à vert plus ou moins étendue du tissu sous-cutané liée à la lésion de vaisseaux sanguins par un traumatisme.

Échographie Doppler : examen non invasif utilisant les ultrasons; le Doppler permet de visualiser l'écoulement du sang.

Éclampsie : crises convulsives résultant d'une hypertension intracrânienne.

Écoute active : écoute réalisée avec de la disponibilité physique et psychique. Prise en compte du langage verbal et non verbal. Utilisation de la reformulation, etc.

Ectopique : en dehors de sa localisation d'origine.

Eczéma : placard rouge, prurigineux avec éruption de vésicules.

Effleurage : mouvement doux à l'opposé du massage destiné à préserver la microcirculation cutanée.

Électrocardiogramme : courbe obtenue avec l'électrocardiographe mesurant l'activité électrique du cœur dans le temps.

Électroconvulsivothérapie : courant électrique administré dans la zone frontale du cerveau sous anesthésie générale.

Embolie : obstruction d'un vaisseau sanguin par un corps étranger (thrombus, végétations d'endocardite infectieuse, etc.).

Emphysème pulmonaire : dilatation puis destruction des alvéoles pulmonaires.

Endocardite : inflammation de la tunique interne du cœur.

Endométrial (tissu) : identique à la muqueuse utérine.

Endothélium : tissu qui tapisse l'intérieur des vaisseaux sanguin et du cœur.

Entérovirus : virus à ARN se transmettant principalement par voie fécale-orale et responsables de très nombreuses infections chez l'enfant et l'adulte.

Enthèse : zone où le tendon est fixé à l'os.

Enthésophytes : calcifications au niveau des tendons liées à un état inflammatoire chronique des enthèses.

Enzyme : protéine catalysant une réaction chimique définie.

Enzyme de conversion : enzyme d'origine hépatique qui transforme l'angiotensine I en angiotensine II.

Épidémie : diffusion rapide d'une maladie infectieuse sur un territoire donné.

Épistaxis : saignement nasal.

Épreintes : coliques violentes qui précèdent une évacuation de selles.

Épreuves fonctionnelles respiratoires : spirométrie, pléthysmographie, test de provocation, etc.

Érythème : rougeur.

Érythrocyte : globule rouge.

Érythropoïétine : hormone sécrétée par le cortex rénal lors d'une baisse d'oxygène dans les artères rénales. Elle stimule la production de globules rouges.

Escarre : lésion cutanée d'origine ischémique liée à la compression des tissus mous entre un plan dur et les saillies osseuses.

État de conscience minimale : altération de la conscience avec ouverture des yeux spontanée, poursuite, conscience partielle mais insuffisante pour établir une communication fonctionnelle.

Éveil non répondant (ex-état végétatif) : altération de la conscience avec ouverture spontanée des yeux mais sans poursuite et sans conscience.

Fasciculation : contraction involontaire de quelques fibres musculaires.

Faux panaris d'Osler : nodules rouge-violacé, douloureux, apparaissant à la pulpe des doigts ou des orteils.

Fébricule : petite fièvre.

Fibrinolyse : troisième temps de l'hémostase après l'hémostase primaire et secondaire; évite l'extension du thrombus formé par la coagulation.

Fried (critères de) : critères de fragilité d'une personne âgée d'après la gériatre Linda Fried (perte de poids involontaire depuis 1 an, fatigue ressentie, vitesse de marche ralentie, baisse de la force musculaire, activité physique réduite). Au moins trois critères validés désignent une personne âgée fragile.

Fundus : l'estomac est divisé en quatre grandes parties :le cardia, le fundus (situé en haut et à gauche du cardia), le corps et le pylore.

Gastro-entérite : inflammation des muqueuses gastrique et intestinale pouvant provoquer diarrhées, vomissements et fièvre.

Géode : cavité d'apparition pathologique.

Glaucome : affection de l'œil caractérisée par une augmentation de la pression intraoculaire.

Glomérulonéphrite : maladie du rein atteignant de manière sélective les glomérules.

Glycosurie : présence de glucose dans les urines.

Hématémèse : évacuation de sang d'origine digestive par la bouche.

Hémianopsie latérale homonyme : affaiblissement ou perte de la vue dans une moitié du champ visuel des deux yeux.

Hémochromatose : maladie engendrant une accumulation de fer dans les tissus, notamment hépatiques.

Hémoptysie : évacuation par la bouche de sang venant des voies respiratoires.

Hémostase primaire : vasoconstriction et formation du clou plaquettaire.

Hémostase secondaire : consolidation du clou plaquettaire avec un caillot de fibrine (entrée en action des facteurs de coagulation).

Hepcidine : hormone d'origine hépatique qui bloque l'absorption intestinale du fer.

Histamine : médiateur chimique de l'hypersensibilité immédiate.

Hyperalgésie : abaissement du seuil de perception de la douleur.

Hypercapnie : augmentation du dioxyde de carbone dissous dans le sang.

Hyperesthésie : exagération de la sensibilité de divers sens.

Hyperglycémie : présence anormalement élevée de glucose dans le sang.

Hyperkératose : dermatose caractérisée par une hyperplasie de la couche cornée de l'épiderme.

Hypertension portale : blocage de la circulation dans la veine porte.

Hypokinésie : diminution de l'amplitude des mouvements.

Hyponatrémie : diminution anormale du sodium sanguin.

Hypoxie : diminution de l'oxygénation des tissus.

Iatrogène : lié aux soins, aux thérapeutiques.

Ictère : coloration jaune de la peau par la bilirubine, parfois appelée « jaunisse ».

Idiopathique : synonyme de « essentiel(le) », sans cause connue.

Immunoglobuline : anticorps.

Incidence : ensemble des nouveaux cas (différent de « prévalence »).

Incubation : période asymptomatique durant laquelle le pathogène se duplique.

Index de pression systolique : rapport entre la pression systolique de la cheville sur la pression systolique humérale.

Infarctus : territoire vasculaire où cesse la circulation.

Insuffisance cardiaque : inaptitude du cœur à répondre aux besoins hémodynamiques de l'organisme.

Ischémie : arrêt de la circulation sanguine vers un organe. La gravité de l'ischémie dépend de l'étendue de la zone affectée et donc de l'artère touchée.

Korsakoff (syndrome de) : trouble neurologique lié à des lésions irréversibles du cerveau provoquées par l'alcoolodépendance, et caractérisé par des pertes de mémoire importantes.

Lacunes : petites zones nécrosées dans le tissu cérébral liées à des microangiopathies.

Laparoscopie : examen endoscopique de la cavité abdominale (synonyme de cœlioscopie).

Lipothymie : malaise passager d'origine vasomotrice.

Locked-in syndrome : absence de communication verbale et de réponse motrice, à l'exception des yeux ; cependant, le sujet est pleinement conscient et peut ressentir la douleur. (Ne pas confondre avec le mutisme akinétique où la conscience est altérée.)

Lupus érythémateux disséminé : maladie auto-immune se caractérisant par un placard érythémateux et des localisations viscérales multiples.

Lymphocyte B : agent de la réponse immunitaire spécifique humorale produisant des anticorps.

Lymphocyte NK (*natural killer*) : agent de la réponse immunitaire inné à visée cellulaire; il produit également des cytokines pour recruter les lymphocytes B et T.

Lymphocyte T : agent de la réponse immunitaire spécifique cellulaire.

Macula : partie centrale et postérieure de la rétine riche en photorécepteurs.

Mastocyte : cellule granuleuse du système immunitaire présente dans les tissus conjonctifs, les ganglions lymphatiques, la rate et la moelle osseuse.

Mélanodermie : coloration foncée de la peau due à un excès pathologique de mélanine.

Mélanome : cancer de la peau.

Méléna : présence de sang noir mélangé ou non aux selles.

Ménière (maladie de) : vertiges, acouphènes, surdité évoluant par poussées et liés à une anomalie du liquide de l'oreille interne.

Ménopause : fin de la fonction menstruelle.

Ménorragie : écoulement menstruel trop important.

Métabolique (syndrome) : association de trois des problèmes suivants :surcharge pondérale, hypertension artérielle, taux d'insuline dans le sang anormalement élevé, hyperglycémie, hypercholestérolémie LDL. Le syndrome métabolique est associé à un risque cardiovasculaire trois fois plus élevé que la normale.

Métastase : foyer secondaire d'un cancer, après migration par voie sanguine ou lymphatique.

Morbidité : ensemble des pathologies affectant un individu en un temps donné.

Morquio (maladie/syndrome de) : maladie génétique rare, multisystémique, responsable entre autres d'une dysplasie osseuse généralisée.

Mort cérébrale : absence totale et définitive d'activité cérébrale. La ventilation et l'activité cardiaque ne sont plus assurées.

Mutisme akinétique : altération chronique de la conscience avec absence de parole et de mouvement volontaire ou involontaire à l'exception des yeux. (Ne pas confondre avec le *locked-in syndrome* où le sujet est pleinement conscient.)

Myalgie : douleur musculaire.

Myoclonie : secousse musculaire brève.

Myopie : vision lointaine floue.

Nécrose : mort cellulaire ou tissulaire.

Neuropathie diabétique : atteinte fonctionnelle puis structurelle des nerfs du système nerveux périphérique et autonome, pouvant engendrer une diminution de la sensibilité à la douleur (retardant certains soins, notamment au niveau des pieds), une incontinence urinaire, de l'hypotension orthostatique, etc.

Nulliparité : sans aucun accouchement.

Œdème de Quincke : infiltration œdémateuse au niveau du larynx.

Oligurie : diminution importante du volume des urines.

Orthopnée : difficultés respiratoires en position couchée soulagées par la position demi-assise.

Ostéoblaste : cellule qui assure la formation de la trame osseuse.

Ostéoclaste : cellule qui assure la destruction de la trame osseuse.

Ostéophyte : excroissances osseuses produites par l'os sous-chondral.

Ostéoporose : maladie du squelette se répercutant sur la densité et la qualité osseuses.

Otite : inflammation aiguë ou chronique de l'oreille externe ou moyenne.

Otite séreuse : inflammation chronique de l'oreille moyenne avec formation de liquide derrière le tympan.

Otoémission acoustique : examen consistant à vérifier le bon fonctionnement des cellules ciliées externes en introduisant un haut-parleur et un microphone miniaturisés dans l'oreille externe.

Otospongiose : maladie provoquant une ossification anarchique au niveau de l'oreille moyenne avec pour conséquence une surdité (généralement bilatérale).

Ototoxique : qui peut nuire à l'appareil auditif.

Pandémie : propagation rapide d'une maladie infectieuse à l'échelle mondiale.

Papille : petite saillie molle, en mamelon.

Paraphlébite : thrombose veineuse superficielle.

Paresthésies : sensations pénibles et sans cause apparente telles que des fourmillements.

Per os : par la bouche.

Péricardite : inflammation du péricarde qui enveloppe le cœur.

Péristaltisme intestinal : contractions involontaires mettant en mouvement le contenu de l'intestin et le déplaçant jusqu'au rectum.

Péritoine : membrane tapissant l'intérieur de la paroi abdominale.

Pétéchies : petites taches pourpres liées à une hémorragie cutanée.

Phonophobie : hypersensibilité au bruit.

Photophobie : hypersensibilité à la lumière.

Placard érythémateux de Janeway : lésions palmo-plantaires habituellement indolores.

Pléthysmographie : examen d'épreuves fonctionnelles respiratoires réalisé dans une cabine fermée et plus complet que la spirométrie.

Pleurésie : inflammation de la plèvre qui entoure le poumon.

Pneumothorax : épanchement d'air dans la cavité pleurale.

Pollakiurie : besoin fréquent d'uriner sans que la diurèse soit augmentée.

Polydipsie : soif excessive.

Polygraphie ventilatoire nocturne : enregistrement de la ventilation pendant au moins 6 heures via un capteur nasal; des mouvements ventilatoires via une ceinture abdominale et thoracique; du son des ronflements; et mise en place d'un oxymètre de pouls pour la mesure non invasive de l'oxygénation du sang.

Polykystose rénale : maladie héréditaire qui se manifeste par l'apparition lente et progressive de kystes sur les reins, mais également sur d'autres organes comme le foie.

Polysomnographie : association d'examens réalisés durant le sommeil du patient (électroencéphalogramme, électromyogramme, électro-oculogramme, électrocardiogramme, etc.).

Polyurie : augmentation du volume des urines.

Ponction biopsie hépatique : examen invasif, sous anesthésie locale, qui consiste en un « carottage » du foie (prélèvement du tissu hépatique par aspiration dans une aiguille).

Pontage : chirurgie vasculaire visant à revasculariser les tissus en aval d'une occlusion artérielle. Un « pont » va ainsi être créé en utilisant une veine ou une artère du patient.

Post-partum : après un accouchement.

Potentiateur : qui améliore le fonctionnement. (Différent de « correcteur », qui corrige le mauvais fonctionnement.)

Potentiels évoqués auditifs (mesure des) : examen non invasif et indolore qui enregistre l'activité électrique des voies nerveuses auditives via des électrodes placées sur la tête.

Prader-Willy (syndrome de) : maladie génétique rare associée à un dysfonctionnement hypothalamo-hypophysaire.

Presbyacousie : modification de l'audition chez la personne âgée. Les sons sont mieux perçus de loin que de près et les chuchotements mieux perçus qu'une conversation normale.

Prévalence : ensemble des cas.

Prévention primaire : permet d'éviter l'apparition de complications.

Prévention secondaire : permet d'éviter l'aggravation des complications.

Prick-tests : tests cutanés réalisés sur l'avant-bras destinés à mettre en évidence une hypersensibilité de l'organisme à différents allergènes (pollen, etc.).

Primigeste : qui est enceinte pour la première fois.

Prodrome : signe avant-coureur.

Prophylaxie : thérapeutique qui a pour objectif la prévention d'une maladie.

Proximal(e) : proche de la racine du membre.

Prurit : démangeaisons.

Psoriasis : inflammation chronique de la peau souvent localisée sur les coudes, les genoux, le cuir chevelu et la région sacrée. Le psoriasis peut se compliquer d'atteintes articulaires.

Pyélonéphrite : infection du haut appareil urinaire.

Pyrexie : fièvre.

Quincke (œdème de) : œdème d'origine allergique localisé sur la face pouvant engager le pronostic vital si les voies respiratoires supérieurs sont atteintes.

Récessive : se dit d'une maladie génétique qui nécessite la présence d'un gène mutant sur chaque chromosome d'une même paire. (Pour une maladie génétique dominante, un seul gène est nécessaire.)

Rétention hydrosodée : rétention hydrique liée à un excès de sel dans l'alimentation.

Schizophrénie : pathologie psychiatrique où sont retrouvées entre autres des idées délirantes et des hallucinations.

Sclérose : rigidification pathologique.

Sémiologie : étude des signes des maladies.

Shunt : communication anormale de deux parties de l'appareil cardiovasculaire.

Signe : élément clinique mesurable et donc objectif.

Spasticité : sujet à la contracture.

Spirométrie : examen de base des épreuves fonctionnelles respiratoires qui mesure les débits inspiratoire et expiratoire.

Splénomégalie : rate volumineuse.

Statine : classe médicamenteuse utilisée pour diminuer le LDL-cholestérol.

Stéatose : accumulation de graisse dans un tissu.

Sténose : rétrécissement. Dans une artère, la sténose peut être due à l'accumulation de plaques d'athérome, qui vient contrarier le flux sanguin.

Stent : endoprothèse métallique qui maintient l'artère ouverte.

Symptomatique : dont la cause est connue.

Symptôme : qui est ressenti par la personne mais non mesurable et par conséquent subjectif.

Syndesmophyte : calcification des ligaments en deux vertèbres.

Synoviale : membrane interne de la capsule articulaire d'une articulation mobile.

Synovie : liquide produit par la synoviale et contenu dans la capsule articulaire d'une articulation mobile.

Synovite : inflammation de la membrane synoviale.

Télangiectasie : dilatation des vaisseaux éloignés du cœur.

Ténesme : contraction douloureuse du sphincter anal.

Thrombectomie mécanique : le thrombus est retiré de l'artère grâce à un cathéter introduit par voie endovasculaire depuis l'artère fémorale.

Thrombolyse : désagrégation d'un thrombus par injection intraveineuse d'un fibrinolytique. Traitement efficace mais associé à un risque d'hémorragie cérébrale.

Thrombopénie : diminution anormale du nombre de plaquettes dans le sang.

Thrombophilie : prédisposition aux thromboses.

Thrombus : masse sanguine coagulée.

Thyroxine : hormone thyroïdienne, aussi appelée T_4.

Trabéculum : assure la filtration de l'humeur aqueuse en dehors de l'œil.

Trisomie 21 : maladie génétique, aussi appelée syndrome de Down, touchant le chromosome 21, responsable de malformations caractéristiques et d'un retard mental, qui n'empêchent cependant pas une insertion sociale voire professionnelle.

Troponine : protéine musculaire.

Troubles anxieux : ensemble de maladies psychiatriques à la sémiologie diverse (trouble panique, phobie sociale, troubles obsessionnels compulsifs, etc.).

Turner (syndrome de) : maladie génétique provoquée par une monosomie du chromosome X, et ne touchant par conséquent que les femmes.

Urticaire : éruption cutanée associée à un prurit.

Uvéite : inflammation de l'uvée, qui est constituée de l'iris, du corps ciliaire et de la choroïde.

Valve mitrale : aussi appelée valve bicuspide ou valve atrioventriculaire gauche, sépare l'atrium (oreillette) gauche du ventricule gauche.

Valve pulmonaire : sépare le ventricule droit et l'artère pulmonaire.

Valve tricuspide : aussi appelée valve atrioventriculaire droite, sépare l'atrium (oreillette) droit du ventricule droit.

Valvule : membrane à l'intérieur des veines qui empêche le reflux du sang.

Vasoplégie : perte de tonus de la paroi des vaisseaux sanguins pouvant entraîner une chute brutale de la pression artérielle.

Veine porte : achemine vers le foie le sang de la rate et des organes digestifs.

Veines saphènes : veines superficielles des jambes.

Vitamine D : d'origine végétale, animale ou synthétisée par la peau au contact des rayons ultraviolets, cette vitamine est nécessaire au remaniement osseux.

Xérose : peau sèche.

Elsevier Masson SAS
65, rue Camille-Desmoulins,
92442 Issy-les-Moulineaux Cedex
Dépôt Légal : Janvier 2021

Composition : SPI
Imprimé en Pologne par Dimograf